GESUNDHEITSFÜRSORGE

Ein Kollegheft

von

Prof. Dr. med. WILHELM HAGEN

BONN

2. durchgesehene Auflage
mit 8 Abbildungen und 6 Tabellen

19 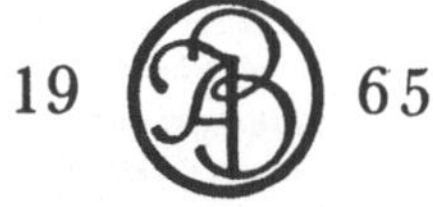 65

JOHANN AMBROSIUS BARTH MÜNCHEN

ISBN-13: 978-3-540-79615-2 e-ISBN-13: 978-3-642-86857-3
DOI: 10.1007/978-3-642-86857-3

Offsetdruck von Julius Beltz, Weinheim/Bergstr.

Vorwort

Ein Kollegheft ist eine Gedächtnishilfe und kein Ersatz für den Kollegbesuch. Es bietet Stichworte, Tatsachen, Gesetze und Verordnungen, deren Kenntnis in der ärztlichen Praxis benötigt wird, um dem Patienten die Möglichkeiten öffentlicher und caritativer Hilfe zuzuwenden. So beschränkt sich diese Schrift auf die wichtigsten Themen meiner seit 12 Jahren an der Universität Bonn gehaltenen Vorlesung über Gesundheitsfürsorge. Wer selbst in der Gesundheitsfürsorge arbeiten will, braucht größere Werke und eine besondere Ausbildung.

Die statistischen Angaben und Schaubilder verdanke ich der Liebenswürdigkeit des Statistischen Bundesamtes und des Bayerischen Statistischen Landesamtes.

Diese zweite Auflage wurde durchgesehen und den Veränderungen in Statistik und Gesetzgebung angepaßt.

Wilhelm Hagen

Inhaltsverzeichnis

I. Begriff und Grundlagen der Sozialhygiene 5

II. Der sozialhygienische Auftrag 12

III. Vorbeugende Gesundheitsfürsorge 16

A. Fürsorge für das werdende Leben 16

B. Säuglingsfürsorge 21

C. Kleinkinderfürsorge 28

IV. Grundprobleme der schulärztlichen Arbeit 30

Gesetz zum Schutze der arbeitenden Jugend 35

V. Tuberkulosefürsorge 38

VI. Geschlechtskrankheiten 52

Gesetz zur Bekämpfung der GK 58

VII. Fürsorge für behinderte Personen 61

VIII. Soziale Hilfeleistung 66

Bundessozialhilfegesetz 68

IX. Das deutsche Gesundheitswesen 74

Gesetz zur Vereinheitlichung des Gesundheitswesens und Verordnungen 80

I. Begriff und Grundlagen der Sozialhygiene

Das Leben des Menschen als freigelassener Sohn dieser Erde ist bestimmt a) durch die körperlichen und geistigen Anlagen und Fähigkeiten, die ihm in der Erbmasse mitgegeben sind; b) durch den Einfluß der Umwelt auf Entstehung und Ablauf des Lebens.

Voraussetzung für jedes Lebewesen ist die Fähigkeit zur Anpassung an die Umwelt. Die Lehre von dem Einfluß der physischen Umwelt (Raum, Klima, aber auch biologische Umwelt der Mikroben und Tiere) ist die Hygiene. Der Mensch als Zoon politikon, d.h. als gemeinschaftsbildendes Lebewesen, ist aber auch von den Beziehungen der Menschen untereinander und der von ihnen gebildeten Gesellschaft abhängig. Die Lehre vom Einfluß der menschlichen Gesellschaft auf die Gesundheit ist die Sozialhygiene.

Das Leben des Menschen ist aber nicht eine statische Funktion, sondern läuft in der Zeit ab. Es hat eine *vorgeburtliche Periode; eine Entwicklungsperiode:* Frühe Kindheit, Schulkinderzeit, Reifezeit; *die Höhepunkte des Lebens:* Hochzeit, Familienbildung, Werkschöpfung und *den Abstieg:* Leistungsverminderung im Alter, schließlich Invalidität, Krankheit und Tod. Diese verschiedenen Lebensphasen existieren nebeneinander in wechselseitiger Beziehung in der menschlichen Gesellschaft. Schließlich ist der einzelne nur ein Glied in der Reihe der Generationen. Individualität und Sozialität sind die beiden Pole, zwischen denen sich das Leben in der Wirklichkeit gestaltet.

Ein weiteres Merkmal menschlicher Lebensform ist die Domestikation, d.h. die Anpassung an eine künstlich geformte Umwelt. Während domestizierte Haustiere bei einer Störung der Umwelt, an die sie extrem angepaßt sind, rasch zugrundegehen, befähigt der Intellekt den Menschen, seine Anpassungsfähigkeit im Katastrophenfalle wiederzugewinnen (Weltkriege).

Die Geschichte der deutschen Bevölkerungsentwicklung zeigt alle Phasen der Entwicklung zum Kulturstaat und damit auch beispielhafte Ausblicke für die Beurteilung der Verhältnisse in den sogenannten Entwicklungsländern.

Die Völkerwanderung ist charakterisiert durch den Einbruch halb nomadischer Stämme des Nordens in die zivilisierte Landschaft griechisch-römischen Lebenskreises. Neben örtlich begrenzten Vernichtungskriegen finden wir Eroberung und Unterwerfung und friedliche Unterwanderung der alten Kulturvölker. Das weströmische Reich wird dabei zerstört, das oströmische durch Unterwanderung umgestaltet. Das Ende der Völkerwanderung bewirkt die prokopische Pest 532–595, die wenigstens 1/3 der Bewohner des römisch-germanischen

Raumes hinwegrafft. Seitdem bestand in Deutschland zunächst kein Bevölkerungsdruck mehr.

In der Ruhezeit erfolgte die Umgestaltung des Landbaues zur Bauernsiedlung. Der Hochäckerumtrieb der Wanderzeit wird aufgegeben. Die Nutzung der Rodung hatte 3—4 Jahre gedauert, dann war der Boden erschöpft und wurde verlassen. Die nächste Stufe der Landwirtschaft ist die Gewannenwirtschaft. Das Dorf ist seßhaft, der Boden Gemeinbesitz, der alljährlich je nach Kopfzahl der Familie mit verbindlicher Nutzungsanweisung verteilt wird. Die sogenannte Vierfelderwirtschaft wird eingeführt, die dem Boden Zeit zur Erholung läßt. Allmählich stabilisiert sich der Verteilungsmodus. Der Boden wird Besitz, die Streulage bleibt teilweise bis heute bestehen. Wo sich ein Mann oder eine Familie des ganzen Bodens bemächtigt, entsteht Großgrundbesitz und Hörigenwirtschaft. Heute ist eine erneute Umstellung von Bauernwirtschaft und Großbesitz auf Intensivkultur und Beschränkung auf die nach Boden und Verkehrslage einträglichen Produkte unter gleichzeitiger Flurumlegung notwendig.

Das Frankenreich hat um 800 drei Millionen Einwohner = 5 auf 1 qkm (etwa wie jetzt in Afrika).

Um 1000 erneuter Bevölkerungsdruck, Beginn der Ostwanderung.

Um 1300 Städtegründungen, Kreuzzüge, Infektionskrankheiten, Pest.

Um 1500 bei 25 Millionen Einwohnern eine wirtschaftliche und kulturelle Blütezeit-Renaissance. Bei hoher Geburtenziffer und hoher Sterblichkeit durch zahlreiche Seuchen stationäre Bevölkerung.

1618 bis 1648 Dreißigjähriger Krieg — Bevölkerungsabnahme bis 15 Millionen = 25 Einwohner auf den Quadratkilometer. Deutschland wird dadurch vom Zeitalter der Entdeckungen ausgeschlossen, das den anderen Ländern, insbesondere Portugal und Spanien die Welt für eine erobernde Ausbeutung öffnete. Langsame Erholung bis 1800. Bevölkerungsstand Deutschlands wieder 25 Millionen. Frankreich damals 35 Millionen.

1800 Französische Revolution. Erfindung der Dampfmaschine.

1850 Industrialisierung, Beginn der Weltwirtschaft und des Sozialismus.

1900 Kapitalistische Hochblüte, zwei Weltkriege, Entwicklung zum Sozialstaat.

Die quantitative und qualitative Veränderung der Bevölkerungsstruktur im Laufe des Jahrhunderts ist bedingt durch das Verhältnis von Geburtenzahl zu Sterblichkeit. Bei Frühheirat ist eine Geburtenziffer von 35—40 auf 1000 Einwohner biologisch möglich. Sie behält diese Höhe in Deutschland bis etwa 1900. Dann sinkt sie bis zum Beginn des ersten Weltkrieges rasch ab bis auf 25 auf Tausend, nach dem ersten Weltkrieg bis zum niedrigsten Stand von 12 auf Tausend im Jahre 1932, um dann wieder zu steigen. Zur Zeit liegt sie bei 18,0 auf Tausend. Die Gemeinden bis 2000 Einwohner haben 20,1, die Großstädte nur 14,2 Geburten; die Zahl der unehelichen Kinder ist von 15% wieder auf 5,4% gefallen.

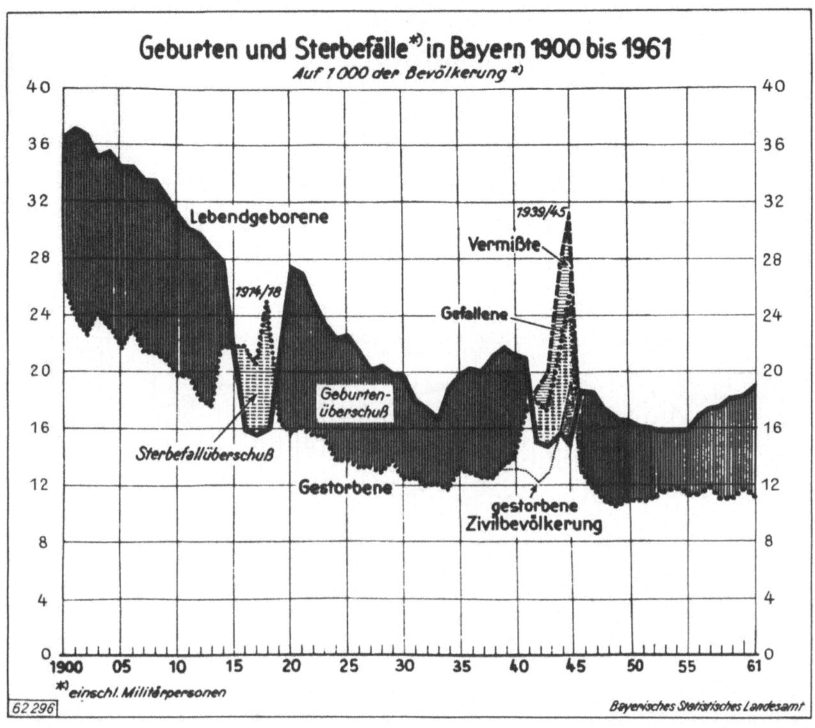

Die allgemeine Sterblichkeit lag 1900 noch bei 26 auf Tausend der Bevölkerung. Der Geburtenüberschuß betrug 10 auf Tausend der Bevölkerung, also zahlreiche Geburten und kurze Lebensdauer.

1913: Geburtenziffer 28 auf Tausend der Bevölkerung, Sterbeziffer 18, also gleicher Geburtenüberschuß, längere Lebensdauer. Niedrigster Stand 1932: Geburtenziffer 15, Sterbeziffer 12, kleiner Geburtenüberschuß, verlängerte Lebensdauer. 1958: 17,0 Lebendgeborene, 10,8 Sterbefälle, Geburtenüberschuß 6,2. 1961: 18,0 Lebendgeborene; 11,0 Sterbefälle; Geburtenüberschuß 7,0.

Die theoretisch mögliche Sterbeziffer bei stationärer Bevölkerung und langer Lebensdauer liegt immer über 10, da die durchschnittliche Lebensdauer immer kleiner als 100 Jahre ist. Die Verminderung der Sterblichkeit ist im wesentlichen bedingt durch Rückgang der Säuglingssterblichkeit und der Infektionskrankheiten (Tuberkulose). Säuglingssterblichkeit, d. h. gleich Sterblichkeit im ersten Lebensjahr, betrug im Mittelalter annähernd 50% bei den Wohlhabenden. Noch 1900 war der Reichsdurchschnitt 20 %, einzelne Kreise bis 40%, jetzt 3 % (Schweden und Niederlande unter 2 %).

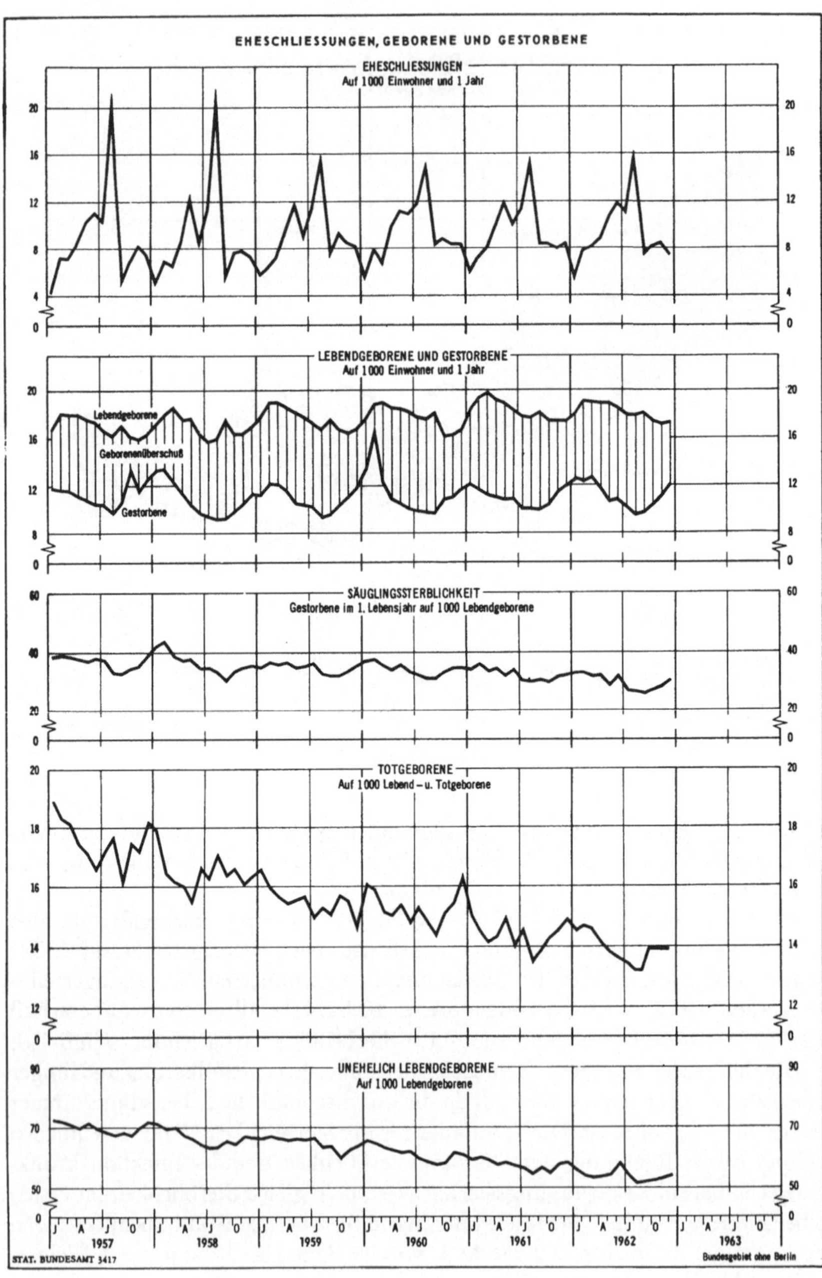
EHESCHLIESSUNGEN, GEBORENE UND GESTORBENE
EHESCHLIESSUNGEN
Auf 1000 Einwohner und 1 Jahr
LEBENDGEBORENE UND GESTORBENE
Auf 1000 Einwohner und 1 Jahr
Lebendgeborene
Geborenenüberschuß
Gestorbene
SÄUGLINGSSTERBLICHKEIT
Gestorbene im 1. Lebensjahr auf 1000 Lebendgeborene
TOTGEBORENE
Auf 1000 Lebend- u. Totgeborene
UNEHELICH LEBENDGEBORENE
Auf 1000 Lebendgeborene
1957
1958
1959
1960
1961
1962
1963
STAT. BUNDESAMT 3417
Bundesgebiet ohne Berlin

Gesamtstruktur der Bevölkerung

Der sogenannte Lebensbaum hat bei hoher Geburtlichkeit und hoher Sterblichkeit auch in frühen Lebensaltern eine breite Basis, gleichmäßig steil zur Spitze verlaufende Tannenform. Bei niedriger Geburtenziffer, geringer Säuglingssterblichkeit und langer Lebensdauer wird er kuppelförmig. Im ersteren Falle, etwa 1870, gibt es viele Kinder, wenig alte Leute (nur 4% der Arbeiter

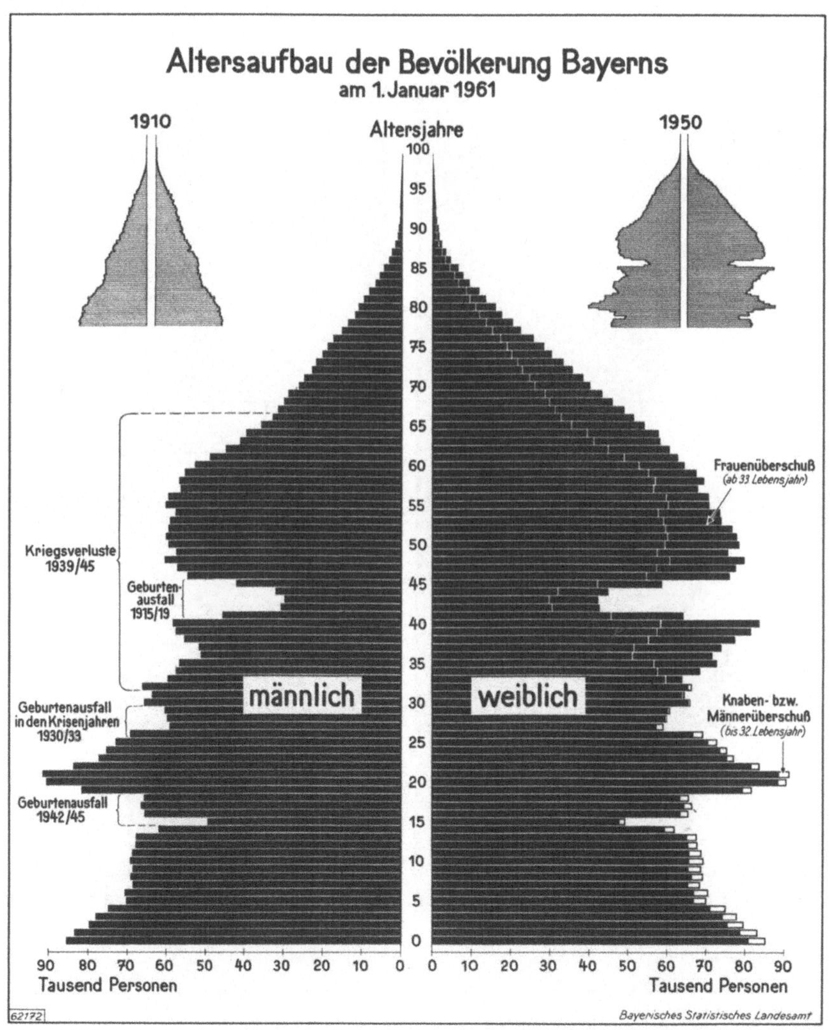

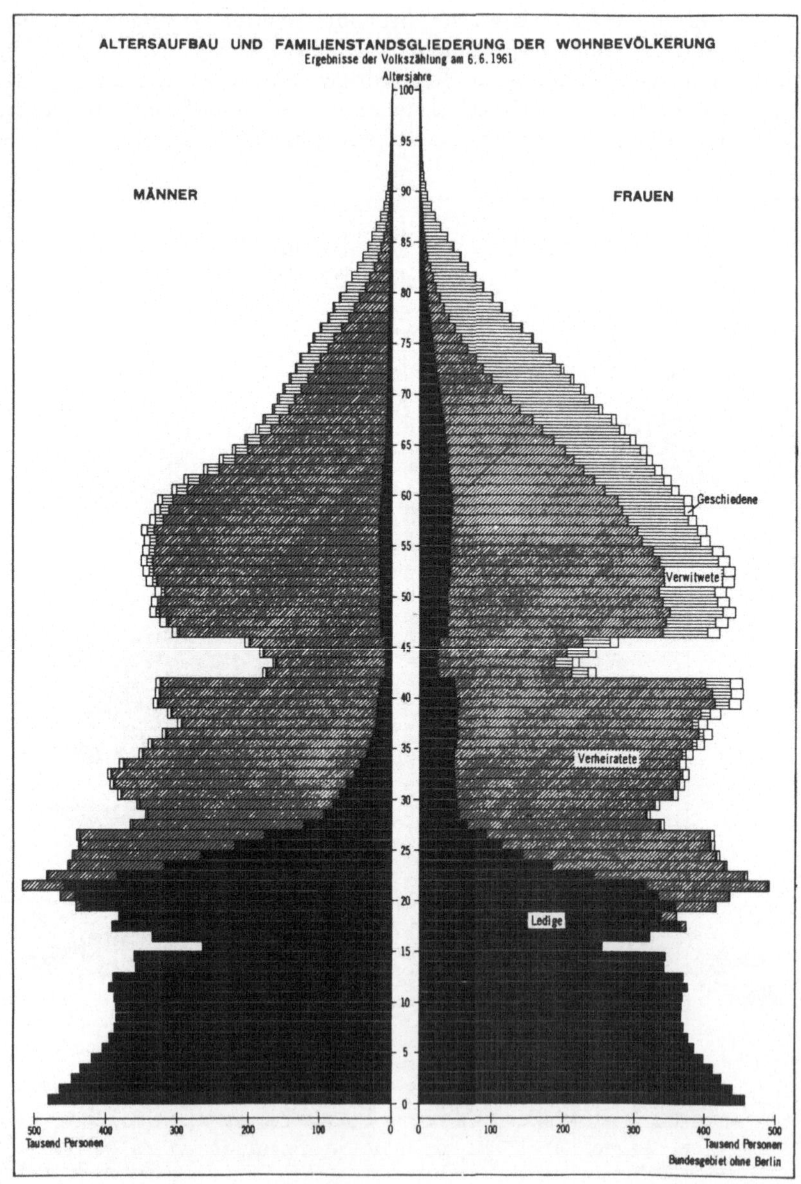
ALTERSAUFBAU UND FAMILIENSTANDSGLIEDERUNG DER WOHNBEVÖLKERUNG
Ergebnisse der Volkszählung am 6. 6. 1961
Altersjahre
MÄNNER
FRAUEN
Geschiedene
Verwitwete
Verheiratete
Ledige
Tausend Personen
Tausend Personen
Bundesgebiet ohne Berlin

erreichen die Altersrente). Im letzteren Falle wenig Kinder, viele alte Leute, aber auch starke Besetzung der Erwerbsjahrgänge, an sich gesunde Struktur, doch darf die Basis der Neugeborenen nicht schmäler werden als der breiteste ältere Jahrgang, sonst bleibt der Bevölkerungsrückgang unvermeidlich.

Der zweite Lebensbaum läßt die Familienstruktur erkennen. Die Verheiratungen beginnen bei den Männern mit 21 Jahren, bei den Frauen mit 18 Jahren. Mit 28 Jahren sind fast alle Frauen, erst mit 35 Jahren die Männer verheiratet, die überhaupt zur Eheschließung kommen. Von den älteren Jahrgängen bleiben mehr Frauen unverheiratet als Männer (Männerdefizit). In den jüngeren Jahrgängen überwiegen jetzt die Männer. Es gibt wesentlich mehr Witwen als alleinstehende Witwer (hohe Zahl der Wiederverheiratungen). Mehr Frauen erreichen hohe Lebensalter.

Merkmale der Industrialisierung

Abwanderung vom Lande in die Stadt, proletarische Verelendung, Aufbau der Industrie mit dem Sozialprodukt, das dem Arbeiter vorenthalten wird. Der Anteil der Landbevölkerung nimmt relativ ab, seit 1870 gleichbleibende Landbevölkerung, mehr als verdoppelter Ertrag infolge Modernisierung der Landwirtschaft. Verdreifachung ist notwendig und möglich. Das Gesetz des Malthus, daß die Bevölkerung rascher zunimmt als der Nahrungsspielraum und somit fortschreitende Verelendung eintritt, gilt für den europäischen Raum nur bei einer abgeschlossenen Wirtschaft, also bei Autarkie und im Kriege. Bewußte Geburtenregelung ist nur in Ländern mit fortgeschrittener Volkserziehung möglich. Im europäischen Bezirk ist sie Tatsache. In den Entwicklungsländern überholt die Bevölkerungsvermehrung durch Verringerung der Sterbeziffern tatsächlich die kaum vorwärts kommende Produktivitätssteigerung der Landwirtschaft. Analphabeten können nichts lernen und Gehörtes nicht notieren!

Die Umwandlung unserer Volksstruktur seit 1850 durch die Industrialisierung führt zunächst zur Gegenüberstellung Landbevölkerung-Stadtbevölkerung, letztere proletarisiert. Die Landbevölkerung erhält sich lebensfähig durch Abstoßen der Überzähligen in die Stadt. Dort aber gibt es soziale Aufstiegsmöglichkeiten. Die Arbeiterbewegung erkämpft einen höheren Anteil am Sozialprodukt, die Klassenunterschiede werden nivelliert, die Armut, definiert als *Unfähigkeit, das nackte Leben zu fristen*, verschwindet. Durch die moderne Wirtschaftsstruktur verliert der Besitz der Produktionsmittel seine klassenbildende Wirkung. Die Entpersönlichung des Industriebesitzes vollzieht sich gegen den Willen der „Kapitalisten" (= Besitzer der Produktionsmittel). Diese Entwicklung vollzieht sich in den westlichen Staaten und in den kommunistischen Staaten nach verschiedener Methode, jedoch nach den gleichen biologischen und ökonomischen Gesetzen. Es geht dabei etwas anders zu, als es sich Karl Marx vorgestellt hat, aber den Prozeß selbst hat er richtig erkannt. Es gibt keinen modernen blühenden Industriestaat, der kein Sozialstaat ist.

II. Der sozialhygienische Auftrag

Die zweite Hälfte des neunzehnten Jahrhunderts ist charakterisiert durch den Prozeß der Proletarisierung der städtischen Bevölkerung und die daraus resultierenden gesundheitlichen Folgen. Vor 1948 hatte Neumann darauf hingewiesen, daß die soziale Frage in erster Linie ein ärztliches Problem sei. Virchow hat dies aufgegriffen. Beide gehörten wohl der Linken an, aber über die politischen Zusammenhänge dieses schlechten Gesundheitszustandes des Volkes waren sie sich nicht im Klaren. Dies sah wohl deutlicher Bismarck, als er sich entschloß, mit der Rentenversicherung und der Krankenversicherung nicht nur Sozialpolitik, sondern auch Gesundheitspolitik zu betreiben.

Das Leben des Arbeiters war gekennzeichnet durch das Leben von der Hand in den Mund. Es gab keinen sozialen Wohnungsbau, abgesehen von den wenigen Siedlungen neuzeitlicher Industrieunternehmen. Im Gegenteil, Kapitalanlage in Arbeiterwohnungen galt als gute Rendite. So kostete die für heutige Begriffe völlig unzureichende Wohnung, die nur in fortschrittlichen Fällen Wasser und Klosett innerhalb des Hauses, aber meist mit anderen zusammen hatte, ein Viertel des Einkommens. Eine Hälfte bis zwei Drittel wurden für die Ernährung ausgegeben. So blieb nur ein kärglicher Rest für alle anderen Bedürfnisse. Heute, bei wesentlich höherem Einkommen, wird eine Ausgabe von 17% für die Wohnung für normal angesehen. Für eine wesentlich bessere Ernährung braucht im allgemeinen auch im mehrköpfigen Arbeiterhaushalt nicht mehr als 40% des Arbeitseinkommens ausgegeben werden.

Auf dem proletarischen Boden entwickelten sich die sogenannten Volkskrankheiten. Schon erwähnt wurde die hohe Säuglings- und Kindersterblichkeit infolge von Fehlernährung und Infektionskrankheiten, insbesondere Diphtherie. Rachitis — die Englische Krankheit, zuerst beschrieben in den Industrievierteln englischer Städte — suchte die Kinder in einer heute unvorstellbaren Weise heim. Tuberkulose, chronisch rezidivierender Gelenkrheumatismus mit Verkrüppelungsfolge, Geschlechtskrankheiten und Alkoholismus waren bei den Erwachsenen zu Hause. Dieses „Miljöh" hat mit sarkastischer Liebe Zille und mit tiefem Mitleid Käthe Kollwitz geschildert.

Woher kam die Abhilfe? Die christliche Caritas hat schon im Mittelalter geholfen. Sie spielte auch eine wesentliche Rolle bei den ersten sozialen Einrichtungen der Industriewerke, Siedlungen, Kindergärten, Kinderkrippen. Ihr beträchtlicher Ausbau auf der Basis privater Wohltätigkeit, die in der letzten Phase des 19. Jahrhunderts auch als gesellschaftliche Pflicht der oberen Klassen erkannt wurde, brach mit der Inflation zusammen, die dem ersten Weltkrieg folgte. Der Weimarer Staat war nicht das Ergebnis einer sozialistischen Revolution im Sinne der Marxschen Theorie. Diese Behauptung der reaktionären

Tabelle 1. Sterbefälle nach wichtigsten Todesursachen im Bundesgebiet ohne Berlin 1958–1962

Todesursache Nr. des dtsch. Verzeichn. 1958	1962 Anzahl	1962	1960	1958
		Auf 100 000 Lebende gleichen Alters und Geschlechts		
Natürl. Todesursachen insges. (000–899)	600 188	1 054,1	1 057,9	1007,2
Tbc insges. (000–039	8 005	14,1	16,2	17,1
Bösart. Neubildg. (201–249)	116876	205,3	196,3	189,2
Herz-, Gefäß- u. Kreislaufkr. (371, 372, 401–498)	267 182	469,3	448,2	427,5
davon Herzkr. (421–462)	140 148	246,1	227,7	216,8
Gehirnblutung etc. (371)	84 289	148,0	147,3	147,9
Akut. fieberh. Gelenkrheuma m. Herzbeteilg. (411)	156	0,3	0,3	0,4
Sonst. Krankh. des Kreislaufs (372, 401, 402, 463–498)	42 589	74,8	72,9	62,4
Grippe (521, 522)	3 409	6,0	22,6	10,9
Lungenentzündg. (531–538, 844)	18 490	32,5	38,0	37,9
Sonst. Krankh. der Atm.-Org. (501, 503, 511, 541, 549, 551–552, 561, 571–579)	20 052	35,2	39,9	35,8
Altersschwäche (891, 892)	30 058	52,8	56,7	54,4
Alle sonst. natürl. Todesursachen (Rest v. 000–899)	136 116	239,1	240,0	234,1
Unnatürl. Todesursachen insges. (901–999 Unfälle, Vergiftungen, Selbstmord u. sonst. Gewalteinwirkg.)	44631	78,4	75,9	74,0
Kfz- (901) u. Straßenverkehrsunfälle (901, 912, 919)	14805	26,0	26,7	23,1
Unfälle d. Sturz (921–929)	10 851	19,1	16,5	16,2
Selbstmord (970–979)	10 509	18,5	18,7	18,9
Sonst. unnatürl. Todesursachen (911, 913, 914, 930–969, 981–999)	8 466	14,9	14,0	15,7
Gestorbene insgesamt (000–999)	644819	1 132,5	1 133,8	1081,2

Statistisches Bundesamt

Die Tabelle zeigt die Bedeutung der einzelnen Todesursachen als Anteil der Gesamtsterblichkeit. Abnehmende Tendenz sicher bei Tuberkulose. Sonst gleichmäßige geringe Zunahme in den 5 Jahren 1958–62 als Folge zahlreicherer Besetzung der höheren Lebensalter. 1963 steigen die Herz- und Kreislauferkrankungen auf 273 688 = 475,3 auf 100 000 E. und die bösartigen Neubildungen auf 120 751 = 209,7 auf 100 000 E. Die anderen Todesursachen bleiben stabil. Tuberkulose liegt mit 14,3 auf 100 000 E. ein wenig höher.

Gruppen ist grundfalsch. Er war ein Staat der Reformen, der allerdings fest entschlossen war, die soziale Verantwortung des Staates, d. h. der Allgemeinheit gegenüber den Kindern, den Kranken und den Gebrechlichen als öffentliche Pflicht anzuerkennen. Er schuf deshalb die Einrichtungen der sozialen Fürsorge und der Gesundheitsfürsorge, die inzwischen in der ganzen Welt selbstverständlich geworden sind. Die theoretischen Grundlagen lieferte Alfred Grotjahn, der als Kassenarzt in Berlin die wissenschaftlichen Methoden sozialhygienischer Forschung entwickelte. Ihm folgte in Österreich Teleky auf dem Arbeitsgebiet der Tuberkulose und der Gewerbehygiene und als letzter Überlebender Koelsch, der Altmeister der Arbeitshygiene.

Durch die Methoden der Fürsorge, die bei den einzelnen Zweigen gesondert zu besprechen sind, aber vor allem durch die Steigerung des Sozialproduktes und seine von der Sozialdemokratie und den Gewerkschaften schwer erkämpfte andersartige Verteilung, die dem Arbeiter einen größeren Anteil an ihm sicherte als bisher, ist eine wesentliche Verbesserung unseres Lebensstandards eingetreten. Die Sterblichkeit ist gesunken, Volkskrankheiten spielen für Sterblichkeit und Invalidität nicht entfernt mehr die Rolle wie früher, und ein System der sozialen Sicherung sorgt dafür, daß wirkliche, lebensbedrohende Not von den Deutschen auch nach der Katastrophe dieses Krieges abgewendet ist. Immerhin zeigt die katastrophale Gesundheitslage unmittelbar am Ende des zweiten Weltkrieges in den Großstädten, daß der Zusammenbruch des komplizierten Gebäudes der modernen Sozialwirtschaft sehr rasch zu einem Zusammenbruch der Gesundheitssicherung führt.

Merkmale der heutigen Situation in europäischen Ländern

Praktisch bestehen die Geburtenregelung, weitgehende Entlastung der Frau von der Hausarbeit in der Kleinfamilie, staatliche Sicherungsmaßnahmen gegen Arbeitslosigkeit, Krankheit, Altersinvalidität.

Demgegenüber ist in den sogenannten *Entwicklungsländern* Armut und Krankheit. Es ist zu unterscheiden:

I.) Primitivkulturen in Afrika und Südamerika, in denen es noch nicht zur ökonomischen und kulturellen Entwicklung gekommen ist. Bei dem Einbruch der Weißen in die Primitivkulturen, wie dies in Nordamerika, Australien und Neuseeland der Fall war, kam es mit den alten Methoden zu einer Ausrottung dieser Völker oder zu einer dürftigen Assimilation kümmerlicher Reste. Die Aufgabe besteht heute darin, die Entwicklung dieser Kulturen zu unterstützen, nicht nach dem Kolonialprinzip der Ausbeutung der Schätze des Landes durch fremde oder eigene Feudalherren, sondern der Entwicklung einer führenden Schicht unter den Einwohnern selbst.

II.) Alte Kulturstaaten, welche auf dem Niveau der Sklavenarbeit einer Unterschicht für eine streng abgegrenzte Oberschicht verblieben sind und infolge einer bedeutenden Bevölkerungszunahme verelendet sind. Dazu gehören Ägypten, Indien, China. Hier ist eine kulturtragende Schicht zweifellos vorhanden und somit eine wesentliche Voraussetzung für die Förderung der Gesamtheit des Volkes gegeben. Aber bei der starken Bevölkerungszahl ist die Erhöhung des Sozialproduktes des Einzelnen ein dringendes Erfordernis. Die Ablösung der menschlichen Handarbeit als primitive Muskeltätigkeit zur Erzeugung von Kraft durch die Errichtung von Kraftwerken, Bergwerken, Stahlindustrie ist ebenso notwendig wie die Intensivierung der Arbeit des einzelnen Handwerkers durch Verbesserung seiner Arbeitsmethoden. Insbesondere gilt das von der Landwirtschaft, bei der beträchtliche Ertragssteigerungen durch Methodenverbesserung ohne weiteres möglich sind. Japan hat bewiesen, daß eine solche Entwicklung aus eigener Kraft durchaus möglich ist.

Als Kritik der bisherigen Hilfsmaßnahmen der hochzivilisierten Staaten ist zu sagen, daß eine tiefgreifende Planung oft gefehlt hat. Eine genaue wissenschaftliche Analyse der Sozialstruktur und der Gesundheitsbedingungen ist dringend notwendig. Vor allem aber muß durch den Ausbau des Schulwesens die Voraussetzung für logisches Denken und für die Verbreitung von Wissen geschaffen werden. Einzelne Menschen aller Völker haben bewiesen, daß es nirgends an intelligenten Menschen fehlt. Rußland hat in erstaunlich kurzer Zeit einen jetzt mit an der Spitze der Weltleistung stehenden Stab von Wissenschaftlern geschaffen. Die Schwierigkeiten liegen vielmehr in den charakterlichen, zum Teil klimabedingten Eigenschaften der verschiedenen Völker. Es kann erwartet werden, daß z.B. China in aller Kürze in ähnlicher Weise wie seinerzeit die Japaner sich nach der Zerstörung der Feudalherrschaft in einen modernen Industriestaat mit gesunder landwirtschaftlicher Basis verwandelt. Wenn man auch keine allzu kurzfristige Entwicklung im ganzen erwarten darf, so wird die zweite Hälfte des 20. Jahrhunderts sicher zu einer wesentlichen Umgestaltung der Sozialstruktur der ganzen bewohnten Erde führen.

III. Vorbeugende Gesundheitsfürsorge

Während Einflüsse der Umwelt und Auswirkungen der Lebensführung beim Erwachsenen die fertig ausgebildete körperlich-seelische Persönlichkeit betreffen, sind diese Einflüsse beim Kinde auf die Entwicklung und Entfaltung der körperlichen und geistigen Fähigkeiten wirksam. Die Aufgabe der Gesundheitsfürsorge ist also hier, die normale Entwicklung sicherzustellen und während der ganzen Zeit des Wachsens und Werdens zu einer bestmöglichen Entfaltung der körperlichen und seelischen Persönlichkeit des Menschen beizutragen.

A. Die Fürsorge für das werdende Leben

Das Leben eines Kindes beginnt 9 Monate vor seiner Geburt. Die Zahl der Konzeptionen wird heute weitgehend gesteuert durch den Willen der Eltern. Unkenntnis und Gleichgültigkeit lassen aber immer noch mehr Frauen schwanger werden als diese gewillt sind, ihr Kind auszutragen. Die Zahl der Abtreibungen ist schwer festzustellen. In der Zeit der Lebensmittelzulagen bei Schwangerschaft erfolgte bei etwa 40% der früh festgestellten Schwangerschaften anschließend keine Geburt. Demnach wäre anzunehmen, daß etwa ebensoviele Schwangerschaften vorzeitig beendet werden, wie Kinder geboren werden. Daran haben sowohl die spontanen Fehlgeburten als auch die nach legaler Prüfung aus medizinischer Indikation durchgeführten Schwangerschaftsunterbrechungen keinen wesentlichen Anteil. Immerhin hat die Zahl der Fehlgeburten ebenso wie die der Frühgeburten zugenommen. Etwa 10% der Kinder werden heute zu früh geboren, gegenüber früher 5%.

Eine Rechtfertigung für die Abtreibung kann heute weder in wirtschaftlicher Not noch in gesellschaftlicher Ächtung gefunden werden. Der unmittelbare Lebensunterhalt eines Kindes ist durch Tarifpolitik und staatliche Unterstützung auf jeden Fall sichergestellt. Die alleinstehende Mutter, welche mit einem unehelichen Kinde schwanger geht, hat zwar eine große Anzahl von Schwierigkeiten vor sich, aber sie wird nicht, wie in früheren Zeiten, aus der Gesellschaft ausgestoßen. Das Jugendamt (Jugendwohlfahrtsgesetz von 1961; BGBl. I, S. 1206) ist verpflichtet, ihr beizustehen und die Berufsvormundschaft übernimmt die Vertretung der Rechte des Kindes gegenüber seinem Erzeuger.

Nach deutschem Recht besteht zwischen dem unehelich geborenen Kind und seinem Erzeuger kein Verwandtschaftsverhältnis, sondern nur ein Anspruch auf Unterhalt bis zur Vollendung des 16. Lebensjahres. Die Höhe dieses Anspruchs richtet sich nach dem sozialen Stand der Mutter. Das Kind hat dem Erzeuger und dessen Verwandtschaft gegenüber auch keinerlei Erbanspruch. Der Mutter gegenüber ist der Erzeuger zur Tragung der Entbindungskosten und der Gewährung des Unterhaltes während des Wochenbetts verpflichtet. Dieser Rechtszustand ist unbefriedigend. Insbesondere wird seit langem angestrebt,

Tabelle 2. Müttersterblichkeit in der Bundesrepublik Deutschland ohne Berlin u. in ausgewählten Staaten (1955 – 1960) auf 100 000 Lebendgeborene

Land	Jahr	Infekt. in der Schwangerschaft b. Entbindg. u. im Wochenbett	Toxikose in d. Schwangerschaft u. im Wochenbett	Blutung in d. Schwangersch. u. bei Entbindung	Fehlgeburt ohne Sepsis u. Toxikose	Fehlgeburt mit Sepsis	Sonst. Komplik. in d. Schwangersch., b. Entbindg. u. im Wochenbett	Müttersterblichkeit insgesamt
BRD	1952	28,5	39,7	25,1	11,4	14,4	69,8	188,9
	1953	24,5	37,1	24,1	9,9	13,3	59,4	168,2
	1954	21,0	28,7	23,1	6,9	12,7	59,2	151,8
	1955	23,2	30,8	24,3	8,8	11,0	58,6	156,7
	1956	19,4	33,3	23,3	7,0	9,7	45,7	138,4
	1957	18,1	26,2	22,9	6,5	8,3	45,2	127,2
	1958	16,0	23,0	19,6	6,7	6,0	46,5	117,9
	1959	15,1	22,6	16,6	7,6	6,9	39,5	108,4
	1960	15,3	21,5	18,4	6,1	7,1	37,3	105,7
	1961	15,7	17,9	19,2	6,2	4,9	33,8	97,7
	1962	13,5	14,2	16,7	5,2	4,6	32,8	87,1
	1963	11,5	15,4	13,9	4,6	5,3	32,1	82,8
Italien	1955	10,9	39,3	30,7	4,3	6,2	41,9	133,3
	1959	6,5	33,2	25,0	2,9	3,4	37,8	108,9
Österr.	1955	23,0	20,3	19,3	7,4	10,1	25,8	105,9
	1959	12,1	17,7	17,7	7,2	8,8	33,8	97,3
Schweiz	1955	15,2	27,0	12,9	8,2	5,9	35,2	104,3
	1959	7,5	11,8	17,2	4,3	3,2	22,6	66,7
Frankr.	1955	5,0	9,7	9,6	4,1	3,2	29,3	60,9
	1959	4,7	10,5	9,4	4,6	2,2	24,0	55,0
Ndld.	1955	7,0	11,3	14,8	2,2	0,9	24,8	60,9
	1959	8,7	7,4	10,7	2,9	0,4	19,8	50,0
England	1955	11,4	17,2	9,9	4,0	5,7	17,5	65,7
u. Wales	1959	6,3	7,9	5,9	2,1	3,9	12,7	38,6
Schwed.	1955	4,7	15,8	5,6	8,4	< 0,9	14,9	49,4
	1959	<0,9	8,6	1,9	1,0	< 0,9	12,4	23,8
USA	1955	4,3	8,9	6,7	1,2	2,5	9,2	32,8
(weiß)	1959	3,3	4,8	4,9	1,5	2,2	9,1	25,8
USA	1955	10,0	41,8	23,9	5,8	12,2	36,5	130,3
(n. w.)	1959	9,6	24,6	16,7	5,6	15,4	30,3	102,1

Statistisches Bundesamt

daß der Vater für das Kind entsprechend seinem sozialen Stande unterhaltspflichtig sein soll und ihm auch seinem Stande entsprechend eine angemessene Erziehung zuteilwerden lassen soll. Mit der Geburt des Kindes wird das Jugendamt Berufsvormund. Das Sorgerecht steht der Mutter zu.

Die hohe Zahl der Todesfälle der Mütter in der Bundesrepublik kann nicht durch Unterschiede der statistischen Bewertung erklärt werden. Die enorme Sterblichkeit an Kindbettfieber der früheren Jahre, insbesondere bei den Abtreibungen, ist seit der Einführung der Penicillin-Behandlung bedeutend zurückgegangen. Die Infektzahl bleibt trotzdem noch hoch. Die Bedeutung der Toxämien hat zugenommen. Auch die Zahl der tödlichen Blutungen ist erschreckend. Die Vermehrung der Zahl der Frühgeburten bedroht außerdem das kindliche Leben. Ferner nimmt die Zahl der durch Blutgruppenunverträglichkeit der Eltern verursachten Erythroblastosefälle zu.

Folgende Forderungen an die Überwachung der Schwangerschaft sind deshalb nach der Auffassung der Geburtshelfer aller Länder unbedingt zu stellen.

1. Untersuchung zur Feststellung der Schwangerschaft verbunden mit Beckenmessung, Urinuntersuchung, Blutdruckmessung, komplettem Blutstatus mit Blutgruppenuntersuchung einschließlich Rh.

2. Untersuchung im 6. Monat. Lagefeststellung, Kreislaufbeobachtung (Krampfadern), letzter Termin für Fokussanierung, insbesondere Zähne.

3. 6 Wochen vor der Entbindung Kreislaufuntersuchung, Urinuntersuchung, Blutstatus. Von da an wöchentliche Kontrolle von Urin, Gewicht und Blutdruck, evtl. durch die Hebamme.

4. 6 Wochen nach der Entbindung Kontrolle der Rückbildung.

Durch die vom Bundestag am 6. Juli 1965 beschlossene Novelle zum Mutterschutzgesetz und zur Reichsversicherungsordnung werden diese Vorsorgeuntersuchungen zu Pflichtleistungen der Krankenkassen. (II. Abschn. II. Buch RVO Unterabschnitt III Mutterschaftshilfe § 195—205c.)

Die laufende Schwangerenuntersuchung und -überwachung ist eine Aufgabe des praktischen Arztes, der dafür vorgebildet sein muß. Ihm müssen außerdem zu konsultativer Heranziehung Fachärzte und Schwangerenberatungsstellen zur Verfügung stehen. Aufgabe der Schwangerenberatungsstelle ist außerdem die Leistung der notwendigen sozialen Hilfe: Unterstützung im Haushalt, Sicherstellung des Unterhalts, Einrichtung von Mütterschulen, die nicht nur die Pflege der schwangeren Frau und des erwarteten Kindes lehren, sondern durch Entspannungsübungen und geeignete psychische Vorbereitung die Geburt erleichtern.

Wieviel durch eine systematische Aufklärung der Frauen erreicht werden kann, zeigt das Beispiel der Stadt Oberhausen. Dort wurde kurz nach Beginn der nachdrücklichen Werbung im Jahre 1959 und im Vergleich dazu 1962/63 folgendes festgestellt:

	1959		1962/63	
Ärztlich betreute Mütter	4211	85,0%	4045	91,0%
nicht betreut	649	13,1%	248	5,6%
nicht auswertbar	92	1,9%	124	2,8%
	4952		4417	
Es gingen zum Arzt				
einmal	419	10,0%	228	5,6%
zweimal	714	17,0%	261	6,5%
dreimal	735	17,4%	423	10,5%
viermal und öfter	2343	55,6%	3133	77,5%
	4211		4045	

Säuglingssterblichkeit und Anzahl der betreuten Schwangeren

	Lebendgeborene	Säuglingssterblichkeit absolut	%	Anzahl der betreuten Mütter	%
1960	4788	206	4,3	409	8,6
1961	4888	188	3,85	1677	34,6
1962	4847	156	3,22	2665	55,5
1963	4796	149	3,11	3984	83,1
1964	4627	113	2,44	4574	98,9

Zu jeder Geburt muß nach deutschem Gesetz eine Hebamme zugezogen werden. Auch der Arzt darf nicht ohne Hebammenhilfe entbinden. Die Hebamme ist verpflichtet, 10 Tage nach der Entbindung die Wöchnerin täglich aufzusuchen und zu versorgen, sowie den Gesundheitszustand der Wöchnerin und des Neugeborenen sorgfältig so zu beobachten, daß die Zuziehung eines Arztes rechtzeitig erfolgt. Die Hebamme untersteht der Aufsicht des Amtsarztes. Sie hat ein regelmäßiges Tagebuch zu führen und diesem vorzulegen.

Gesetz zum Schutze der erwerbstätigen Mutter vom 24. 1. 1952 mit Abänderung und Ergänzung vom 6. Juli 1965.

Die wichtigsten Bestimmungen lauten:

§ 1: Dieses Gesetz gilt a) für Frauen, die in einem Arbeitsverhältnis stehen, b) für weibliche in Heimarbeit Beschäftigte

§ 1a: Gestaltung des Arbeitsplatzes. Vorschriften über die Anpassung des Arbeitsplatzes an die Bedürfnisse einer Schwangeren. Maschinen – Sitzgelegenheiten – Kurzpausen. Rechtsverordnung des Bundesministers für Arbeit und Sozialordnung.

§ 3: (1) Werdende Mütter dürfen nicht beschäftigt werden, soweit nach ärztlichem Zeugnis Leben oder Gesundheit von Mutter oder Kind bei Fortdauer der Beschäftigung gefährdet sind.
(2) Werdende Mütter dürfen in den letzten 6 Wochen vor der Entbindung nicht beschäftigt werden ...

§ 4: Beschäftigungsverbote für schwere Arbeiten, insbesondere Lastenheben, auf Beförderungsmitteln, bei erhöhter Unfallgefahr, Akkordarbeit, Fließarbeit.

§ 5: Verpflichtung der werdenden Mütter, ihrem Arbeitgeber die Schwangerschaft und den mutmaßlichen Entbindungstermin alsbald mitzuteilen.

§ 6: Beschäftigungsverbot bis zum Ablauf von 8 Wochen nach der Entbindung, bei Frühgeburten und Mehrlingsgeburten 12 Wochen.

§ 7: Stillenden Müttern ist auf ihr Verlangen die erforderliche Zeit freizugeben.

§ 8: Verbot der Mehrarbeit, Nacht- und Sonntagsarbeit.

§ 9: Die Kündigung gegenüber einer Frau während der Schwangerschaft und bis zum Ablauf von 4 Monaten nach der Niederkunft ist unzulässig.

§ 10: Den ... Frauen ist, soweit sie nicht Mutterschaftsgeld nach den Vorschriften der Reichsversicherungsordnung beziehen können, vom Arbeitgeber mindestens der Durchschnittsverdienst der letzten 13 Wochen ... weiter zu gewähren, wenn sie wegen eines Beschäftigungsverbotes teilweise oder völlig mit der Arbeit aussetzen.

§ 11: Sonderregelung für im Familienhaushalt beschäftigte Frauen.

§ 13: Frauen, die in der gesetzlichen Krankenversicherung versichert sind, erhalten während der Schutzfristen Mutterschaftsgeld zu Lasten des Bundes nach den Vorschriften der RVO. Frauen, die nicht in der gesetzlichen Krankenversicherung versichert sind, erhalten ... Mutterschaftsgeld zu Lasten des Bundes in entsprechender Anwendung der RVO durch die Allgemeine Ortskrankenkasse.

§ 13a: Zu den sonstigen Leistungen der Mutterschaftshilfe gehören
1. ärztliche Betreuung und Hilfe, sowie Hebammenhilfe,
2. Versorgung mit Arznei-, Verband- und Heilmitteln,
3. Pauschbeträge für die im Zusammenhang mit der Entbindung entstehenden Aufwendungen,
4. Pflege in einer Entbindungs- oder Krankenanstalt.

§ 14–26: Verwaltungsvorschriften.

In der Reichsversicherungsordnung (RVO) sind nachfolgende Bestimmungen neu gefaßt worden:

§ 195: Als Mutterschaftshilfe wird gewährt Ziffer 1–4 wie Mutterschutzgesetz § 13a 5. Mutterschaftsgeld.

§ 196: (1) Die Versicherte hat während der Schwangerschaft und nach der Entbindung Anspruch auf ärztliche Betreuung und auf Hebammenhilfe. Zur ärztlichen Betreuung während der Schwangerschaft gehören insbesondere Untersuchungen zur Feststellung der Schwangerschaft, Vorsorgeuntersuchungen einschließlich der laborärztlichen Untersuchungen; das Nähere über die Gewähr für ausreichende und zweckmäßige ärztliche Betreuung, sowie über die dazu erforderlichen Aufzeichnungen und Bescheinigungen während der Schwangerschaft und nach der Entbindung regelt der Bundesausschuß der Ärzte und Krankenkassen im Rahmen seiner Richtlinien (§ 368n).
(2) Bei der Entbindung wird Hilfe durch eine Hebamme und, falls erforderlich, durch einen Arzt gewährt.

§ 197: Bei Schwangerschaftsbeschwerden und im Zusammenhang mit der Entbindung werden Arznei-, Verband- und Heilmittel gewährt ...

§ 180: (1) Für die im Zusammenhang mit der Entbindung entstehenden sonstigen Aufwendungen wird ein Pauschbetrag von 100 Deutsche Mark gewährt.
(2) Bei Mehrlingsgeburten ... mehrfach ...

§ 199: (1) Die Kasse hat der Versicherten Pflege in einer Entbindungs- oder Krankenanstalt, jedoch für die Zeit nach der Entbindung für längstens 10 Tage, zu gewähren; der Pauschbetrag nach § 198 wird dafür um die Hälfte gekürzt. Daneben wird Krankenhauspflege nicht gewährt.
(2) ....

§ 200: Als Mutterschaftsgeld wird bei der Entbindung 150 DM als einmalige Leistung gewährt, soweit die Versicherte nach den folgenden Vorschriften kein höheres Mutterschaftsgeld zu beanspruchen hat.

§ 200a: (1) Versicherte, die bei Beginn der Schutzfrist nach § 3 Abs. 2 des Mutterschutzgesetzes in einem Arbeitsverhältnis stehen ... erhalten Mutterschaftsgeld ...
(2) Als Mutterschaftsgeld wird das um die gesetzlichen Abzüge verminderte durchschnittliche kalendertägliche Arbeitsentgeld der letzten drei Kalendermonate ... gewährt.
(3) Das Mutterschaftsgeld wird für 6 Wochen vor der Entbindung und für 8 Wochen, bei Früh- und Mehrlingsgeburten für 12 Wochen, unmittelbar nach der Entbindung gewährt. Für die Zahlung des Mutterschaftsgeldes vor der Entbindung ist das Zeugnis eines Arztes oder einer Hebamme maßgebend, in dem der mutmaßliche Tag der Entbindung angegeben ist. Das Zeugnis darf nicht früher als eine Woche vor Beginn der Schutzfrist nach § 3, Abs. 2 des Mutterschutzgesetzes ausgestellt sein. Irrt sich der Arzt oder die Hebamme über den Zeitpunkt der Entbindung, so verlängert sich die Bezugsdauer entsprechend.

§ 205a: (1) Versicherte erhalten für Familienangehörige, für die sie Anspruch auf Familienkrankenpflege haben, Mutterschaftshilfe. ...
(2) Mutterschaftsgeld wird als einmalige Leistung in Höhe von 150 DM gewährt.

B. Säuglingsfürsorge

Als Tugendreich sein Buch über die Mütter- und Säuglingsfürsorge im Jahre 1910 schrieb, betrug die Säuglingssterblichkeit in Deutschland zwischen 15 und 20%. Es gab aber noch Kreise, in denen eine Sterblichkeit von 30—40% bestand. Damals setzte die systematische Arbeit der Säuglingsfürsorge ein, und es wurde die Methode der Mütterberatungsstellen unter ärztlicher Leitung entwickelt, die auch heute noch in der ganzen Welt als die geeignete Methode der Säuglingsfürsorge gilt, wenn sie durch eine ausgedehnte nachgehende Fürsorge im Hause unterstützt wird. Während viele Verbesserungen der Volksgesundheit durch die Verbesserung der wirtschaftlichen Lage und die Hygienisierung des Lebens erreicht wurden, ist bei der Säuglingssterblichkeit zweifellos die bewußte aufklärende fürsorgerische Tätigkeit von größter Bedeutung gewesen. So sank die Sterblichkeit der Säuglinge in Deutschland vor dem zweiten Weltkrieg auf 6% für die Knaben- und knapp 5% für die Mädchengeburten ab. Damit liegt Deutschland günstiger als die romanischen Staaten, aber wesentlich ungünstiger als die Niederlande, Dänemark, England und Kanada sowie die weiße Bevölkerung der Vereinigten Staaten. Nach den Störungen durch den Krieg hat sich dieser Stand 1950 in Deutschland auf derselben Höhe wieder eingestellt. Damals hatte Dänemark 3,4%, England 3,2%, Schweden 2,3%, die Niederlande

2,7%, die Schweiz 3,4%. Inzwischen ist in allen diesen Ländern die Säuglingssterblichkeit weiter gesunken und liegt um 2%. In Deutschland beträgt sie 1962 noch 2,9% (s. Tabelle S. 23). Im Vordergrund steht jetzt die Frühsterblichkeit, d. h. die Sterblichkeit in den ersten Lebenstagen. Sie macht im ersten Lebensmonat 2/3 der Gesamtjahressterblichkeit aus. Die perinatale Sterblichkeit setzt sich zusammen aus der pränatalen und postnatalen Sterblichkeit. v. Pfaundler setzte sich für den „Trihemeron“ ein (Tag der Geburt + 2 folgende Tage). F. Rott schlug die ersten 7 Lebenstage als Zeitraum vor. Da diese Zeitspanne auch in den meisten offiziellen Statistiken berücksichtigt wird, ist hierdurch eine gute internationale Vergleichsmöglichkeit gegeben. Die perinatale Sterblichkeit (nach v. Pfaundler) betrug in Deutschland 1958 4,71%. Es leuchtet ein, daß das Mittel zur Verhütung der Totgeburten die Schwangerenüberwachung und die Klinikgeburt ist. Aber auch für die Frühsterblichkeit der Säuglinge in den ersten beiden Tagen sind die vorgeburtlichen Ereignisse bestimmend.

In § 29 der Verordnung des Personenstandgesetzes vom 12. August 1957, das ab 1. Januar 1958 Gültigkeit besitzt, werden die Begriffe Lebendgeburt, totgeborenes oder in der Geburt verstorbenes Kind und Fehlgeburt wie folgt definiert:

(1) Eine Lebendgeburt, für die die allgemeinen Bestimmungen über die Anzeige und die Eintragung von Geburten gelten, liegt vor, wenn bei einem Kinde nach der Scheidung vom Mutterleib entweder das Herz geschlagen oder die Nabelschnur pulsiert oder die natürliche Lungenatmung eingesetzt hat.
(2) Hat sich keines der in Abs. 1 genannten Merkmale des Lebens gezeigt, ist die Leibesfrucht jedoch mindestens 35 cm lang, so gilt sie im Sinne des § 24 des Gesetzes als ein totgeborenes oder in der Geburt verstorbenes Kind.
(3) Hat sich keines der in Abs. 1 genannten Merkmale des Lebens gezeigt und ist die Leibesfrucht weniger als 35 cm lang, so ist die Frucht eine Fehlgeburt. Sie wird in den Personenstandsbüchern nicht beurkundet.

Die WHO hatte als weiteres Kriterium noch „deutliche Bewegung willkürlicher Muskeln“ empfohlen. Diese Erweiterung der Definition wurde von der deutschen und der schweizerischen Delegation verworfen, da es Bewegungszuckungen gibt auch dann, wenn Bewußtsein und Kreislauf erloschen sind. Die Feststellung, ob ein Kind lebend auf die Welt gekommen ist, kann unter Umständen juristisch hoch bedeutsam sein. Der praktische Arzt muß diese Definition kennen.

Als Frühgeburt gilt ein Kind, das weniger als 2500 g wiegt. Dieses quantitative Merkmal wurde 1948 von der WHO als Definition der Frühgeburt festgelegt. Sie ist biologisch nicht richtig. Zeitlich ausgetragene Zwillinge können auffallend niedrige Geburtsgewichte haben, und es gibt zeitlich frühgeborene Kinder, die schwerer sind als 2500 g. (Es wäre besser, mit v. Pfaundler unter dem Begriff *Mangelgeburt* die zeitliche Frühgeburt, die Untermaßigkeit, die Unreife und die Lebensschwäche zusammenzufassen.) Diese Festlegung ist aber sachlich zweckmäßig, denn sie ist ein Grund dafür, daß sofort das Nötige für

Tabelle 3. Totgeburten und Säuglingssterblichkeit im Bundesgebiet[1]) ohne Berlin

Jahr	Totgeborene	Totgeborene auf 1000 Lebend- u. Totgeborene	Gestorbene									
			am 1. Lebenstag	auf 1000 Lebendgeborene	am 2. Lebenstag	auf 1000 Lebendgeborene	am 3.–7. Lebenstag	auf 1000 Lebendgeborene	in den ersten 28 Lebenstagen	auf 1000 Lebendgeborene	im 1. Lebensjahr	auf 1000[2]) Lebendgeborene
1955	15847	19,8	14548[3])	18,5[3])	.	.	4151	5,3	21901	27,9	32613	41,6
1956	15420	18,1	9665	11,5	4184	5,0	4033	4,8	21019	25,1	31502	38,7
1957	15579	17,5	9899	11,3	4277	4,9	3948	4,5	21305	24,4	31840	36,6
1958	14774	16,4	10336	11,7	4360	4,9	4023	4,5	21689	24,5	31861	36,1
1959	14639	16,5	10657	12,2	4477	5,1	3847	4,4	21796	25,0	31903	34,4
1960	14719	15,3	11277	11,9	4409	4,7	3950	4,2	22604	23,9	31974	33,8
1961	14704	14,3	10866	10,7	4872	4,8	4112	4,0	22519	22,2	31350	30,9
1962	14361	13,9	10946	10,7	4511	4,4	3896	3,8	21725	21,3	29807	29,3

[1]) 1955 und 1956 ohne Saarland und Berlin [2]) Unter Berücksichtigung der Geburtenentwicklung [3]) Einschl. der am 2. Lebenstag Gestorbenen.

Statistisches Bundesamt

das Kind geschieht. Die Hebammen sind durch Anordnungen mehrerer Länder angewiesen worden, in diesem Fall sofortige telefonische Meldung an den Amtsarzt zu erstatten und mitzuteilen, ob ein Arzt anwesend ist und welche Maßnahmen getroffen worden sind.

Nach Erhebungen, die auf Anstaltsentbindungen und Schätzungen beruhen, schwankt die Frühgeburtenziffer in verschiedenen Ländern zwischen 4—12% (Willi). Es werden insbesondere für Großstädte hohe Prozentzahlen angegeben. Nach Peiper rechnet man mit einer Frühgeborenen-*Sterblichkeit* von 20—40%. 1956 waren im Bundesgebiet unter 30940 Todesfällen im Säuglingsalter 29,4% Frühgeborene und 5,2% mit angeborener Lebensschwäche. Das bedeutet einen Anteil von 34,5% an der Gesamtsterblichkeit im ersten Lebensjahr. Um eine weitere Senkung der allgemeinen Säuglingssterblichkeit zu erreichen, müssen neben der Senkung der perinatalen Sterblichkeit reifer Kinder Wege gefunden werden, um die Frühgeborenensterblichkeit zu senken bzw. Frühgeburten an sich zu verhüten. Letzteres gehört zur pränatalen Prophylaxe und damit in den Bereich der Schwangerenfürsorge. Die *Lebenserhaltung* des Frühgeborenen ist ein fachärztliches Problem der Pädiatrie, die ihre Aufgabe aber nur lösen kann, wenn der Öffentliche Gesundheitsdienst im Organisatorischen bzgl. des Frühgeborenen-*Transports* und bei der Errichtung von Frühgeborenen-*Stationen* helfend zur Seite steht.

Die den fürsorgerischen Ansprüchen genügende Transportart für Frühgeborene ist die mittels Transportinkubator. Er schützt vor den Gefahren der Unterkühlung bezw. Wärmestauung, des Sauerstoffmangels, der Infektion, des Luftzuges und ermöglicht eine ständige Beobachtung. Er kann naturgemäß nur von fachlich geschultem Personal bedient werden. Die Inkubatoren müssen mit breiter Streuung, insbesondere auch über ländliche Gebiete, verteilt sein, damit die Abhol- und Transportzeiten möglichst kurz sind. Die Gesundheitsämter haben in zunehmendem Maße mit Hilfe der Länder Transportzentralen mit Couveusen eingerichtet, die bei der freiwilligen Sanitätskolonne oder bei der Feuerwehr deponiert sind und auf Abruf sofort mit einer geeigneten Pflegekraft die Frühgeburt abholen.

Von gleicher Bedeutung wie der sachgerechte Transport ist für die Aufzucht von Frühgeborenen die Einrichtung leistungsfähiger Frühgeborenenzentren, die nach den modernsten Erkenntnissen der Wissenschaft ausgestaltet sein müssen. Auch hier kommt es bei der Planung und Einrichtung der Stationen wiederum auf breite Streuung an. Dies hat zur Konsequenz, daß derartige Zentren nicht nur in Kinderkrankenhäusern und großen Frauenkliniken, sondern auch in kleineren städtischen Anstalten und Kreiskrankenhäusern unter *fachärztlicher* Leitung eingerichtet werden. Die einzelnen Stationen sollen nicht zu groß gehalten werden. Die Praxis hat gezeigt, daß auch gut eingerichtete kleine Abteilungen erfolgreich arbeiten.

Naturgemäß stellt die Aufzucht Frühgeborener an das Pflegepersonal sehr hohe Ansprüche. Der Schwesternschlüssel für Frühgeborenenzentren ist deshalb durch die Deutsche Krankenhausgesellschaft mit 1 : 2,5 Kindern angesetzt. Demgemäß sind auch die Kosten pro Tag und Kind in modern eingerichteten Stationen hoch. Willi gibt sie für 1951 mit 40—50 DM an. Sie werden heute doppelt so hoch veranschlagt (Schmidt). Die Statistik zeigt an der Senkung der Frühgeborenensterblichkeit deutlich, daß der relativ hohe Aufwand gerechtfertigt ist. Nach Herbolsheimer können spezialisierte Frühgeborenenabteilungen 25% mehr Unreife am Leben erhalten. Überdies ist erwiesen, daß Frühgeborene, die keine vorgeburtliche oder geburtliche Schädigung erlitten, die gleichen Lebens- und Leistungschancen haben wie ausgetragene Kinder.

Die Entwicklung eines Kindes wird im körperlichen und seelischen Bereich schon in den ersten Lebenstagen durch den Kontakt mit der Mutter beeinflußt. Die enge Verbindung Haut an Haut soll deshalb auch bei Klinikgeburten nur solange unterbrochen werden, wie es unbedingt notwendig ist. Am besten bleibt das Kind bei der Mutter. Das Stillen hat unter diesem Gesichtspunkt auch noch eine andere Bedeutung als die der physiologisch besten Ernährung. Es schafft die entscheidende feste seelische Verbindung mit der Mutter. Auch wenn nicht gestillt werden kann, soll die Nahrung von der Mutter auf dem Arm gegeben werden. Die Klinik soll die Heimkehr der Mutter vorbereiten. Aufgabe der Fürsorgerin ist es, diese Neugeborenen ihres Bezirks baldmöglichst zu besuchen, der Mutter ihre Hilfe anzubieten und sich zu vergewissern, daß eine regelmäßige Überwachung durch den Besuch der Beratungsstelle oder durch den Hausarzt gewährleistet ist. Ein Neugeborenes soll im allgemeinen in den ersten 3 Monaten alle 14 Tage, bis zum 9. Monat monatlich, und im 2. Jahr alle 3 Monate dem Arzt vorgestellt werden.

In dieser Zeit ist die Rachitis-Prophylaxe durchzuführen, entweder durch Stoßprophylaxe oder besser durch gleichmäßige Vitamingaben. Unkontrollierbare Vitaminzufütterung durch Nährpräparate kann gefährlich werden. In England wurde zur Zeit hoher Vitaminierung von Kindernahrung Vermehrung der Tetanie beobachtet. Die Nahrungsmittel sollen eine Grundvitaminierung von 400—700 IE gewährleisten, die durch Individualgaben bis 1000—1500 IE erhöht werden kann. Kinder südlicher Gastarbeiter sind besonders rachitisgefährdet.

Ergänzende Einrichtungen: Trotz der modernen Milchpräparate ist für die Aufzucht von Frühgeburten und Behandlung kranker Kinder Frauenmilch nicht zu entbehren. Die Einrichtung von Frauenmilchsammelstellen ist deshalb notwendig, am besten im Anschluß an eine größere Frauenklinik oder Kinderklinik. Die Kinder arbeitender Mütter können während der Arbeitszeit in Säuglingskrippen untergebracht werden, d. h. Einrichtungen zur Pflege von Säuglingen und Kleinkindern bis zum dritten Lebensjahr, an die alle technischen Anforderungen eines Krankenhauses zu stellen sind. Wichtig: Wechsel der Kleidung täglich beim Betreten der Krippe, sofortige Temperaturkontrolle, Isolierung jedes Kindes, das etwas Temperatur zeigt. Auf diese Weise lassen sich die Hausinfektionen von außen erheblich vermindern.

Tabelle 4. Müttersterblichkeit und Säuglingssterblichkeit nach wichtigsten Todesursachen

Todesursachen Pos. Nr.: des dtsch. Todesursachenverz. 58	1952 männl.	1952 weibl.	1956 männl.	1956 weibl.	1960 männl.	1960 weibl.
MÜTTERSTERBLICHKEIT						
Komplikationen in d. Schwangerschaft (Pos. Nr. 751–759)		52,6		38,4		25,8
Fehlgeburt (Pos. Nr. 761–763)		28,7		18,2		14,3
Komplikationen bei Entbindg. u. im Wochenbett (Pos. Nr. 771–779)		107,5		81,7		65,7
TOTGEBORENE[3])	2190,0	1990,0	1920,0	1770,0	1600,0	1460,0
SÄUGLINGSSTERBLICHKEIT	5366,0	4249,0	4287,0	3424,0	3771,0	2966,0
Angebor. Mißbildungen (Pos. Nr. 830–839)	506,2	466,2	525,8	481,2	514,4	454,5
Bes. Krankheiten d. frühesten Kindheit (Pos. Nr. 841–849)	1175,4	808,0	1064,0	769,9	1056,6	732,7
Lebensschwäche, Frühgeburt u. sonst. mangelhaft bezeichn. Krankheiten d. frühesten Kindheit (Pos. Nr. 851–859)	2381,5	1941,2	1738,6	1427,3	1422,4	1162,2
GESAMTE FRÜHSTERBLICHKEIT	4063,1	3215,5	3328,4	2678,5	2993,4	2349,4
Keuchhusten (Pos. Nr. 132)	48,3	56,8	25,1	30,6	16,0	17,8
Syphilis (Pos. Nr. 051–059)	16,8	15,8	3,9	4,9	2,7	2,0
Tuberkulose (Pos. Nr. 000–039)	17,3	15,8	9,3	7,9	3,1	2,4
Grippe (Pos. Nr. 521, 522)	34,3	31,5	32,5	28,1	47,7	38,5
Lungenentzündung (Pos. Nr. 531–538, 844)	576,3	466,0	467,6	387,2	285,0	244,1
Entzündl. Darmkrankheiten (Pos. Nr. 661, 843)	88,9	65,5	60,4	36,8	119,3	80,7
Kinderkrämpfe, Spasmophilie, Tetanie o. n. A. (Pos. Nr. 893)	143,0	95,6	61,1	39,5	32,9	22,0
GESAMTE NACHSTERBLICHKEIT	1302,9	1033,5	958,6	745,5	777,6	616,6

[1]) Bei der Säuglingssterblichkeit unter Berücksichtigung der Geburtenentwicklung
[2]) 1952 Bundesgebiet ohne Saarland und Berlin
[3]) Verhältniszahlen bezogen auf 100 000 Lebend- und Totgeborene

Säuglingsheime dienen der Unterbringung von Kindern, welche nicht in Familien untergebracht werden können. Es ist erwiesen, daß die Aufzuchtverhältnisse der Familie durch keine Einrichtung ersetzt werden können. Schafft man im Heim familienähnliche Verhältnisse durch die Betreuung von 2 Kindern

berechnet auf 100 000 Lebendgeborene[1]) *im Bundesgebiet*[2]) *ohne Berlin*

1961		1962		1963	
männl.	weibl.	männl.	weibl.	männl.	weibl.
	20,4		18,7		17,6
	12,3		10,6		11,0
	64,9		57,8		54,2
1502,2	1353,0	1459,4	1316,9	1379,2	1236,5
3541,0	2778,7	3272,0	2560,5	3006,9	2377,7
534,6	488,7	497,7	463,9	450,7	408,5
900,0	640,9	891,8	612,4	865,2	615,3
1395,5	1112,6	1278,3	1034,7	1134,9	932,2
2830,1	2242,2	2667,8	2111,0	2450,8	1956,0
15,2	16,3	8,4	7,9	10,3	12,3
0,6	1,8	1,0	2,0	1,5	0,2
–	–	0,2	1,2	1,3	0,8
24,2	16,1	20,2	17,4	22,9	17,2
258,6	209,7	226,6	177,7	188,8	146,4
81,1	99,4	67,4	43,9	53,2	41,6
30,0	17,1	27,1	16,8	21,2	12,7
701,9	536,5	604,2	449,5	556,1	421,6

Statistisches Bundesamt

durch 1 Pflegerin, dann entstehen unmöglich hohe Kosten. Ein Säuglingsheim ist also bewußt als unzulängliche Lösung der Erziehung eines Säuglings zu betrachten. Erfordernisse: Äußerste hygienische Genauigkeit, möglichst individuelle Pflege. Gefahren: Bakterielle und virelle Hausinfektionen.

Bestreben der Jugendämter als der verantwortlichen Instanz für uneheliche und elternlose Kinder ist deshalb die Auffindung von Pflegestellen, in denen einzelne Kinder oder auch eine Gruppe von Kindern familienähnliche Verhältnisse finden. Genaue Überwachung aufgrund des Jugendwohlfahrtsgesetzes ist notwendig.

C. Kleinkinderfürsorge

Wenn das Kind das erste Lebensjahr erreicht hat, rechnet man es zu den Kleinkindern. Tatsächlich vollzieht sich dieser Umwandlungsprozeß erst im Laufe des zweiten, nur manchmal des dritten Lebensjahres. Äußerlich fällt zuerst auf, daß das Kind laufen kann, daß es beginnt zu sprechen. Man kann also sagen, daß es eigene Bewegungsmöglichkeiten hat, damit an Abhängigkeit von der Mutter verliert, und daß es ferner eigene Kontaktmöglichkeiten zur Umwelt gewinnt. Körperlich ändert sich das in der Säuglingszeit nach Länge und Gewicht gleichsinnig verlaufende Wachstum. Das Längenwachstum verlangsamt sich und das Gewichtswachstum hat in der zweiten Phase der Kleinkinderzeit nach dem dritten Lebensjahr einen zeitweiligen Stillstand erreicht, das Kind wird schlanker. Die Kleinkinderzeit ist die Zeit der Infektionen. Das Kind muß die banalen Infektionen durchmachen, um eine relative Immunität zu gewinnen. Es wird also mit Erkältungen, Schnupfen und Halsentzündungen zu tun haben. Es ist aber auch durch die Infektion mit ernsteren Erkrankungen gefährdet. Deshalb muß in der Kleinkinderzeit geimpft werden oder schon geimpft sein. Nach dem heutigen Stande unseres Wissens müssen wir verlangen: *Pockenschutzimpfung*. Erfahrungsgemäß wird sie am besten vertragen innerhalb des ersten Lebensjahres. Die Gefahr der Enzephalitis ist dann am geringsten, die Reaktionen am harmlosesten. Im ersten Lebensjahr soll außerdem geimpft werden gegen *Diphtherie, Keuchhusten und Tetanus*. Diese Impfung ist als Simultan-Impfung möglich, der Nutzen der Diphtherie- und Tetanus-Schutzimpfung unbestritten, bei Keuchhusten wird er verschieden beurteilt. Gegen die Infektion mit Masern besitzen wir noch keine wirksame Schutzimpfung. Auch gegen *Kinderlähmung* sollte jedes Kind geimpft werden, und zwar noch im ersten Lebensjahr. Am zweckmäßigsten ist die sogenannte Schluckimpfung gegen Typus I, II und III mit einem Lebendimpfstoff im Turnus des öffentlichen Gesundheitsdienstes. In Württemberg ist die Diphtherie-Schutzimpfung gesetzlich vorgeschrieben für alle Kinder, welche einen Kindergarten besuchen.

Die Entwicklungsmöglichkeiten des Kleinkindes sind bestimmt durch die Familie, wesentlich durch die Wohnung. Während das Landkind früher in einen größeren Lebensraum hineinwuchs, der vor allem ausreichend freie Beweglichkeit in frischer Luft und Begegnung mit Tieren und Menschen brachte, bleibt das Kleinkind der Großstadt isoliert im Rahmen des mütterlichen Lebenskreises. Ist es das erste Kind oder bleibt es das einzige Kind, so lebt es weiterhin in der Kluft zwischen Kindern und Erwachsenen. Es hat keine Möglichkeit der Entwicklung sozialer Instinkte mit gleichaltrigen Lebewesen. Deshalb gehört der Kindergarten zur notwendigen Erziehungshilfe der Stadtkinder.

Etwa im dritten Lebensjahr lernt das Kind, sich selbst als Individuum gegenüber anderen Menschen, aber auch Sachen, zu verstehen. Die Begriffe des Ich und Du werden verstanden und richtig angewandt. Dazu gehört aber auch das Verständnis des „Nein". Die Erkenntnis, daß ein Kind ja und nein sagen kann, verführt dazu, die Ablehnung zu übertreiben – kindliche Trotzphase. Für den Sozialhygieniker ist wichtig, daß möglichst viele Kinder die Gelegenheit zum Besuch eines Kindergartens erhalten, und daß sie während dieser Zeit gesundheitlich überwacht werden, denn wir finden nicht nur körperliche Frühschäden, nicht überwundene Infekte, Störungen des Bewegungsapparates, sondern auch psychische Abwegigkeiten, z. B. Fingerlutschen (Zähne), verlängertes Einnässen, nächtliche Angstzustände, abnorme Bindungen an die Mutter oder andere Pflegepersonen. Auch Störungen der Sinnesorgane, des Sehens und Hörens müssen in dieser Zeit erkannt werden, um rechtzeitig dem Kinde helfen zu können. Das Kind, das in dieser Lebenszeit in einem Heim heranwächst, ist besonders gefährdet. Die Umgebung mit anderen Gleichaltrigen, ohne den Familiencharakter, vermindert die geistigen Entwicklungsmöglichkeiten. Die naturgemäß beschränkte Zahl von Pflegepersonen macht es unmöglich, dem Kinde die Entwicklungshilfe zu geben, die es in diesem Fragealter braucht. Auch die Sprachentwicklung leidet. Verbringt man ein Kleinkind in dieser Zeit aus der Familienumgebung in ein Heim oder in ein Krankenhaus, dann beantwortet es diese Veränderung seines Milieus mit einem deutlichen Entwicklungsrückschritt. Es nimmt plötzlich Gewohnheiten einer überwundenen Stufe wieder auf. Es hat seine Sicherheit verloren, und wenn nun ein solches Kind, wie es bei Unehelichen häufig vorkommt, aus dem Säuglingsheim ins Kleinkinderheim wechselt und dann womöglich noch verschiedene Pflegepersonen im Verlauf einer relativ kurzen Zeit erlebt, dann zieht es sich auf ganz primitives Verhalten zurück. Es bleibt körperlich und geistig zurück, und es kann das Urteil einer Debilität gefällt werden in Verkennung der Tatsache, daß es sich um einen lediglich künstlichen Entwicklungsschaden handelt. Die Beratung durch den Jugendpsychiater und den Psychologen kann im Kleinkindesalter besonders wichtig werden. Das Kleinkind lernt in diesem Alter, wie es seiner Umgebung begegnen muß. Die Erlebnisse der Kleinkinderzeit entscheiden darüber, ob es dem Leben ängstlich oder zuversichtlich gegenübertritt, ob es ein tätiger oder ein leidender Mensch wird. Sein Vertrauen zum Erwachsenen darf in dieser Zeit nicht enttäuscht werden. Aber es muß andererseits die Freiheit haben, seinen eigenen Lebensstil zu entwickeln.

IV. Grundprobleme der schulärztlichen Arbeit

Als Virchow vor hundert Jahren eine ärztliche Überwachung der Schulen und der Schulkinder forderte, waren es in erster Linie die etwa befürchteten Schäden der Schulpflicht, die man durch diese Maßnahme entdecken und anschließend verhüten wollte. Es zeigte sich sehr bald, daß in einer Zeit, in der es noch keine Familienversicherung der Krankenkassen gab, im schulärztlichen Dienst eine Fülle von behandlungsbedürftigen Krankheiten bei den Kindern entdeckt werden konnte. In dem preußischen Ministerialerlaß vom 31. Oktober 1898 werden diese Befunde zum Anlaß einer ersten Anweisung für die schulärztliche Arbeit. Zugleich aber wird in diesem Ministerialerlaß ausgesprochen, daß die schulärztliche Überwachung eine einmalige Gelegenheit ist, einen großen Teil unseres Volkes auf seinen Gesundheitszustand zu prüfen und sich ein wahrheitsgetreues Bild über die gesundheitlichen Aussichten der nachwachsenden Generation zu machen. Zweifellos spiegelt sich in dem Gesundheitszustand der Kinder auch der sozialhygienische Befund des Elternhauses. So wurde die schulärztliche Berichterstattung neben der Statistik der Todesursache, der Meldepflicht der ansteckenden Krankheiten, der Beobachtung der Säuglingssterblichkeit und der Absterbeordnung zu einer tragenden Säule des öffentlichen Gesundheitsdienstes.

Die Feststellung akuter behandlungsbedürftiger Krankheiten bei der Schuluntersuchung ist erfreulicherweise seit der Wende des Jahrhunderts immer mehr in den Hintergrund getreten. Diese rechtzeitig aufzufinden, sollte nicht dem Schularzt überlassen werden, wenn er auch immer wieder in die Lage kommen wird, auf eine ärztliche Behandlung bei Schulkindern zu drängen. Was ihm aber verbleibt, ist die Auseinandersetzung mit den besonderen Entwicklungslinien der Kinder und mit Schäden, welche angeboren oder erworben die funktionelle Leistungsfähigkeit des Kindes beeinträchtigen oder Störungen in seiner Entwicklung befürchten lassen. Der Schularzt soll bestrebt sein, eine funktionelle Längsschnitt-Diagnose zu betreiben. Dazu bedarf es der Einsicht in die Konstitution des Kindes, wie sie aus Erbanlage und Umwelt geformt ist, der Erkenntnis jener Faktoren, die Wachstum und Entwicklung des Kindes beeinflussen, und der Fähigkeit, die am einzelnen Kind erhobenen Befunde mit dem Verhalten der Gesamtheit zu vergleichen. Daraus soll sich dann eine Diagnose und eine Prognose für Konstitution und Entwicklung des einzelnen Kindes ergeben und möglicherweise die Unterlage für Heilmethoden durch Veränderung der Umweltfaktoren gewonnen werden.

Das einzelne Kind: In diesen allgemeinen Rahmen stellt sich uns das einzelne Kind mit dem Anspruch, richtig beurteilt zu werden. Zunächst einmal gibt es natürlich kleine und große Kinder, ganz unabhängig von der allgemeinen Größenzunahme. Man wird ein Urteil über die Größe eines Kindes eigentlich nur abgeben können, wenn man die Eltern und Geschwister kennt. Nur die Abweichung vom Familientypus weist uns darauf hin, daß bei dem Kinde in seiner Entwicklung etwas nicht stimmen kann. Im übrigen kann man feststellen, daß, gleichgültig ob es sich um kleine oder große Familien handelt, in der Generationenfolge die allgemeine Größenzunahme in Erscheinung tritt. Die ausgewachsenen Söhne und Töchter wachsen ihren Eltern über den Kopf, ganz gleichgültig, ob es sich um den kleinen oder den großen Typ in der Familie handelt.

Ein Kind hat also eine persönliche Eigenart des Körperbaues von den Eltern erworben und hält diese persönliche Eigenart fest. Die Zuordnung von Größe und Gewicht zum Lebensalter, die wir also beim Schulanfänger eintragen, ist für dieses Kind charakteristisch, ihre Form wird während der weiteren Entwicklung im wesentlichen festgehalten. Abweichungen aber haben für den Schularzt besonderes Interesse, denn sie zeigen an, daß hier Veränderungen im Kinde vor sich gegangen sind, nach deren Ursachen wir suchen müssen. Das war in den Kriegszeiten zweifellos der Hunger, aber auch systematische Überfütterung kann eine solche Veränderung herbeiführen. Krankheiten und Rekonvaleszenz können hemmend und beschleunigend auf Wachstum und Gewicht Einfluß haben. Vor allem zeigt sich in der Entwicklungsphase beim Pubertätswachstumsschub eine gewisse Beunruhigung in den gegenseitigen Beziehungen zwischen Alter, Größe und Gewicht, und es kann sich nach dessen Abschluß eine andere Form einstellen, als wir sie vorher notiert hatten.

Zunächst ist das bunte Gemenge der Kinderschar einer Volksschulklasse, besonders in unseren Großstädten mit ihrer aus allen Stämmen Deutschlands gemischten Bevölkerung, verwirrend. Man sucht nach einem Ordnungsbegriff und kommt zu einer Typenbildung. Je nach den Ordnungsgesichtspunkten werden die Typen verschiedene Merkmale haben. Jedenfalls bietet sich am einfachsten an, eine Einteilung in die großen-schlanken, die kleinen-dicken und diejenigen, die dazwischen liegen, vorzunehmen. Eine solche Typisierung ist viele hundert Jahre alt. Man findet sie in der sogenannten Volksmeinung, bei Shakespeare, später bei Sigaud, bei Kretschmer und bei Sheldon. Neben den ausgeprägten „Typen“ gibt es „Legierungen“, aber auch Formen, welche keinerlei Charakteristica im Sinne der Typologie zeigen. Die Zuordnung eines Kindes zu einem bestimmten Typus geschieht in erster Linie durch seine Betrachtung. Diese ergibt aber eine klare oder wenigstens überwiegende Einordnung des Kindes in einen Typus nur für etwa die Hälfte aller Kinder. Damit sollte man sich begnügen. Trotzdem ist es wichtig, daß der Schularzt diese Form der Habitusbeurteilung erlernt. Sie erleichtert ihm das Urteil über die funktionelle Leistungsfähigkeit eines Kindes und das Verständnis seines Temperamentes.

Schulreife: Diese Kenntnisse über die Wachstumsprobleme beim Kinde sind die Voraussetzungen für die Beantwortung der ersten präzisen Frage, die dem Schularzt gestellt wird, nämlich die Feststellung der Schulreife. Die Rechtslage war bisher so, daß am 1. April die bis zum 30. Juni des gleichen Jahres geborenen Kinder schulpflichtig wurden (resp. am 1. Oktober die bis Jahresende Geborenen). Die Länder der Bundesrepublik schulen jetzt am 1. April nur Kinder ein, welche bis dahin das 6. Lebensjahr vollendet haben. Baden-Württemberg hat den 1. Januar als Grenze gesetzt. Als körperliches Merkmal für die Schulreife bietet sich die Vollendung des ersten Gestaltwandels an. Wenn sich das Kind streckt, der Kleinkinderbauch mit seinem Fettpolster verschwindet und sich eine Taillenbildung abzeichnet, wenn sich der Kopf freier vom Rumpf abhebt und die Wirbelsäule durch Beckenhebung und Streckung der Kniee aufgerichtet wird, kann man davon sprechen, daß der erste Gestaltwandel, wenn nicht vollendet, so doch in vollem Gange ist. Kinder, welche noch keines dieser Zeichen haben, sind körperlich als nicht schulreif zu bezeichnen.

In allen Fällen, in denen nicht eine klare körperliche Gegenindikation gegen die Schulbelastung vorliegt, kann ein Urteil über die Schulreife nur im Zusammenhang mit der Beurteilung der psychischen Reife abgegeben werden. Diese psychologische Prüfung erfolgt z. T. durch die Schule selbst, z. T. durch den Schulpsychologen; aber unter besonderen Umständen muß der Schularzt entscheiden.

Die schulärztliche Untersuchung: Die Untersuchung durch den Schularzt muß vorbereitet werden. Die Schule ist verpflichtet, den Schularzt dabei zu unterstützen. Die hauptamtliche Helferin des Schularztes, ohne die ein schulärztlicher Dienst nicht durchführbar ist, muß im Benehmen mit der Schule die Untersuchungskarten vorbereiten. Sie trägt Größe und Gewicht der Kinder ein. Es ist wünschenswert, außer Größe und Gewicht auch den Brustumfang zu messen.

Die Vorgeschichte kann entweder durch einen den Eltern überreichten Fragebogen erhoben oder durch mündliche Befragung festgestellt werden. Es empfiehlt sich die Kombination beider Methoden, da durch den Fragebogen Zeit erspart wird und den Eltern Zeit gelassen wird, sich an die gesundheitliche Vorgeschichte des Kindes zu erinnern. Doch bedarf es stets der Rückfrage bei der Untersuchung des Kindes. Zu der Untersuchung der Schulneulinge ist die Anwesenheit eines Elternteiles – meist der Mutter – unbedingt erforderlich. Wenn die Schulneulinge, wie es wünschenswert ist, vor der Einschulung untersucht werden, dann kann eine zweite Helferin vorbereitend die Messungen vornehmen und die Vorgeschichte übertragen. Auch die Tuberkulinprobe kann von ihr angelegt werden.

Der Schularzt muß sich darüber im klaren sein, daß die diagnostische Betrachtung eines Kindes der wesentlichste Teil einer schulärztlichen Untersuchung ist. Schulärztliche Erfahrung ist in erster Linie Erfahrung in der Beurteilung von Gestalt und Gehaben eines Kindes. Die Beobachtung der kleinen Signale, welche eine positive oder negative Abweichung von der Norm andeuten, gibt die wichtigste Grundlage zu weiteren Erwägungen, und genaue Untersuchungsmethoden müssen dann zur Klärung herangezogen werden. Der Schularzt wird also das Kind, das vor ihm steht und nur mit einem Turnhöschen bekleidet ist, zunächst ruhig betrachten, während er mit der begleitenden Mutter, in Anknüpfung an den anamnestischen Fragebogen, sich über das Kind unterhält. Er wird schon dabei feststellen, ob das Kind die ruhige Sicherheit eines gesunden Kindes hat oder nervös, ängstlich, gehemmt ist. Es folgt die Inspektion der Körperoberfläche, der Durchblutung der Schleimhäute und der Fingerspitzen. Dabei beachtet man evtl. Störungen des Nägelwachstums, der Behaarung, und prüft den Dermographismus und das Facialisphänomen. Man läßt den vorgehaltenen Finger fixieren und prüft durch Abdeckung der Augen wechselweise, ob ein offenkundiger oder verschleierter Strabismus vorhanden ist. Es folgt die Betrachtung von der Seite und der Rückseite der aufgerichteten Wirbelsäule und der Wirbelsäule in tiefer Vorwärtsbeuge, um eine evtl. Skoliose, einen Rundrücken oder eine Kyphose (Betrachtung von der Seite) aufzufinden. Die Betrachtung der Fußsohlen schließt diese Inspektion ab. Mit der Diagnose „Skoliose“ sei man vorsichtig. In den Rahmen der schulärztlichen Untersuchung gehört noch die sofortige Nachschau, ob etwa eine unterschiedliche Beinlänge (Fälle von Hemihypertrophie) die Ursache ist. Die genauere Kontrolle gehört dann in die schulärztliche Sprechstunde oder eine fachärztliche Untersuchung. Auch Diagnosen wie „Haltungsschwäche“ und „Knickplattfuß“ werden leicht ausgesprochen. Statistiken, welche die Haltungsschwäche bei etwa 75 % der Kinder angeben, gehen sicher von einer falschen Beurteilung aus. Hier handelt es sich nicht um therapeutisch anzugehende krankhafte Zustände, sondern um die lässige Haltung, die wir insbesondere zur Zeit des Wachstumsschubes finden. Allerdings muß darauf hingewiesen werden, daß bei der höchst mangelhaften Leibeserziehung in unseren Schulen solche Haltungs-„Schäden“ häufiger sind, als es sein müßte. M a t h i a ß hat zur Nachprüfung der Haltung ein einfaches Verfahren angegeben: Man stellt die Kinder ins Profil und läßt sie die Hände vorheben und 30 Sek. nach vorne halten. Bei allen muskel- und bindegewebsschwachen Kindern finden wir dann eine starke Rückwärtsneigung des Brustabschnittes der Wirbelsäule mit Kyphose und eine entsprechende Lordose im Lendenteil. Alle diese Kinder bedürfen einer unspezifischen Übungsbehandlung.

Es folgt die Inspektion des Nasen- und Rachenraumes; auf Freiheit der Nasenatmung ist zu achten. Nach rezidivierenden Anginen oder „Erkältungskrankheiten“ ist zu fragen. Bei vergrößerten Gaumenmandeln soll möglichst festgestellt werden, ob Sekret und Pfröpfe vorhanden sind. In diesem Fall ist eine fachärztliche Behandlung dringend notwendig. Bei infizierten Gaumenmandeln ist auch auf die Nebenhöhlen zu achten, Ohren, Warzenfortsatz und Halsdrüsen sind abzutasten.

Auch das Gebiß ist vom Schularzt zu inspizieren, Zahnkaries zur Behandlung zu überweisen. Es empfiehlt sich, den Stand des Zahnwechsels festzustellen.

Der Zahnwechsel soll bei der Einschulung begonnen haben. Der Zeitpunkt des ersten und zweiten Sechsjahrmolaren und später der Siebener ist von Bedeutung. Eine systematische Jugendzahnpflege mit regelmäßiger zahnärztlicher Untersuchung und Vollsanierung ist an vielen Stellen durchgeführt und soll gesetzlich fundiert werden.

Der Brustkorb ist genau zu inspizieren. Die Feststellung der Verschieblichkeit der Lungengrenzen ist wichtiger als die Auskultation. Doch soll man die Auskultation von Lunge und Herz aus psychologischen Gründen nicht unterlassen. Für die Mehrzahl der Laien ist eine Untersuchung ohne diese klassischen Methoden keine ärztliche Untersuchung. Die regelmäßige Anstellung der Tuberkulinprobe ist unerläßlich. Das Positivwerden früher negativer Tuberkulinproben erfordert stets genaue fachärztliche Untersuchung und Erholungsbetreuung. Bei der Herzuntersuchung sind unter den Geräuschen meist nur grobe Befunde von Bedeutung. Wichtiger als die Feststellung der häufigen extrakardialen akzidentellen Geräusche ist die Unterscheidung einer wohlabgesetzten Rhythmik gesunder Herzen von der in ihrer Frequenz wellenförmigen Herzaktion der Neurolabilen. Solche Kinder müssen in der schulärztlichen Sprechstunde genauer und in Ruhe untersucht werden, wozu die Anwendung des Schellongtestes als Steh- und Belastungstest gehört. Das gilt insbesondere von Herzbefunden während des Wachstumsschubes.

Am Bauch ist bei den Kindern eine vergrößerte Leber oder Milz bald festzustellen. Nach Brüchen und dem Hodenstand muß im Stehen gesehen werden, der übrige Bauch ist im Liegen oder Sitzen abzutasten. Soweit das Verhalten des Kindes nicht schon bei der Besprechung der Vorgeschichte erörtert wurde, sind Eigenheiten des Kindes, z. B. Bettnässen, schlechtes Essen, Verdauungsschwierigkeiten, schlechter Schlaf und sein Verhalten zu anderen Kindern aufgrund der eigenen Beobachtung bei der Untersuchung noch einmal zu erörtern.

Mit einer solchen, in 3 Jahren wiederholten Reihenuntersuchung darf es nicht sein Bewenden haben. Die der Überwachung bedürftigen Kinder sind auszusondern und in dem Einzelfall angepaßten Terminen in der schulärztlichen Sprechstunde die Befolgung der gegebenen Ratschläge für ärztliche Behandlung, Erholung etc. zu überwachen.

Über die Befreiung von den Leibesübungen in der Schule entscheidet der Schularzt, erforderlichenfalls der Amtsarzt. Leitgedanke ist: Ausreichende Schonung nach Krankheiten. Bei kleinen Mängeln, wie insbesondere Kreislauflabilität der Dystoniker, aber nur Einschränkung der Leistungsbeanspruchung. Haltungsschäden müssen turnen, möglichst in Sonderturnkursen (unspezifische gymnastische Behandlung). Skoliosen, Restzustände nach Kinderlähmung etc. gehören in fachärztlich überwachte Krankengymnastik.

Eine Erholung während der Ferien braucht jedes Stadtkind, insbesondere das schwächliche Kind. Davon zu unterscheiden ist die Kinderheilfürsorge bei Tuberkulose, Asthma und anderen Allergien, Herzerkrankungen und Rheuma.

Diese Kinder gehören nicht ins Kinderheim, sondern nach genau festgesetzter Indikation in Kinderkuranstalten.

Vor dem Berufsbeginn schreibt das Jugendarbeitsschutzgesetz von 1960 eine ärztliche Untersuchung mit Hinweis auf eventuelle Beschränkungen der Berufsfähigkeit vor. Eine Wiederholungsuntersuchung nach einem Jahr soll die weitere Entwicklung und eventuelle Berufsschäden feststellen. Mit ihr wird der Jugendliche aus der Überwachung durch den Jugendarzt entlassen.

Gesetz zum Schutze der arbeitenden Jugend

(Jugendarbeitsschutzgesetz)
Vom 9. August 1960 – BGBl. I S. 665
(Auszug)

§ 2
Begriff des Kindes und des Jugendlichen

(1) Kinder im Sinne dieses Gesetzes sind Personen,
  1. die noch nicht oder noch zum Besuch einer Schule mit Vollunterricht verpflichtet sind,
  2. die, falls sie der Pflicht zum Besuch einer solchen Schule nicht unterworfen oder von ihr befreit sind, noch nicht 14 Jahre alt sind.

(2) Jugendliche im Sinne dieses Gesetzes sind alle übrigen noch nicht 18 Jahre alten Personen.

§ 7
Verbot der Beschäftigung von Kindern

Die Beschäftigung von Kindern ist verboten.

§ 9
Ausnahmen für die Landwirtschaft

(1) Kinder über zwölf Jahre dürfen in der Landwirtschaft (§ 29) mit leichten und für Kinder geeigneten Hilfeleistungen beschäftigt werden. Solche Hilfeleistungen dürfen nicht regelmäßig, sondern nur gelegentlich stattfinden.

(2) Die Kinder dürfen nicht zwischen 18 und 8 Uhr, nicht vor dem Schulunterricht und nicht an Sonn- und gesetzlichen Feiertagen beschäftigt werden.

§ 10
Grenze der Arbeitszeit

(1) Die tägliche Arbeitszeit der Jugendlichen darf acht Stunden, die Wochenarbeitszeit der Jugendlichen unter 16 Jahren 40 Stunden, der Jugendlichen über 16 Jahre 44 Stunden nicht überschreiten.

§ 13
Berufsschule

(1) Der Arbeitgeber hat dem Jugendlichen die zur Erfüllung der gesetzlichen Berufsschulpflicht notwendige Zeit zu gewähren.

§ 15
Tägliche Freizeit

Nach Beendigung der täglichen Arbeit ist den Jugendlichen eine ununterbrochene Freizeit von mindestens zwölf Stunden zu gewähren.

§ 19
Urlaub

(1) Der Arbeitgeber hat dem Jugendlichen für jedes Urlaubsjahr Urlaub, unter Fortzahlung des Entgelts, zu gewähren.

(2) Der Urlaub beträgt mindestens 24 Werktage, für den im Bergbau unter Tage beschäftigten Jugendlichen 28 Werktage. ....

(4) Der Urlaub soll zusammenhängend, bei Berufsschülern in der Zeit der Berufsschulferien, gegeben werden.

(5) Während des Urlaubs darf der Jugendliche keine dem Urlaubszweck widersprechende Erwerbsarbeit leisten.

§ 37
Gefährliche Arbeiten

(1) Die Beschäftigung eines Jugendlichen mit Arbeiten, die seine körperlichen Kräfte übersteigen oder bei denen er sittlichen Gefahren ausgesetzt ist, ist verboten.

§ 45
Ärztliche Untersuchungen

(1) Mit der Beschäftigung eines Jugendlichen darf nur begonnen werden, wenn

1. er innerhalb der letzten zwölf Monate von einem Arzt untersucht worden ist und
2. eine von diesem Arzt aufgestellte Bescheinigung demjenigen, der den Jugendlichen beschäftigen will, vorliegt.

(2) Vor Ablauf des ersten Beschäftigungsjahres hat sich der Arbeitgeber die Bescheinigung des Arztes darüber vorlegen zu lassen, daß der Jugendliche nachuntersucht worden ist.

(3) Ergibt eine ärztliche Untersuchung, daß ein Jugendlicher hinter dem seinem Alter entsprechenden Entwicklungsstand zurückgeblieben ist, oder werden sonst gesundheitliche Schwächen oder Schäden festgestellt oder lassen sich bei der Untersuchung die Auswirkungen der Berufsarbeit auf die Gesundheit oder Entwicklung des Jugendlichen noch nicht übersehen, so soll der Arzt eine Nachuntersuchung anordnen.

(4) Die Vorschriften des Absatzes 1 gelten nicht für eine nur geringfügige oder eine nicht länger als zwei Monate dauernde Beschäftigung mit leichten Arbeiten, von denen keine gesundheitlichen Nachteile für den Jugendlichen zu befürchten sind.

§ 46
Durchführung der Untersuchungen; Bescheinigungen und Mitteilungen

(1) Die ärztlichen Untersuchungen haben sich auf den Gesundheits- und Entwicklungsstand und die körperliche Beschaffenheit, die Nachuntersuchungen außerdem auf die Auswirkungen der Arbeit auf Gesundheit und Entwicklung des Jugendlichen zu erstrecken.

(2) Den Untersuchungsbefund hat der Arzt schriftlich festzuhalten. Falls er eine Nachuntersuchung angeordnet hat (§ 45 Abs. 3) oder falls er die Gesundheit des Jugendlichen durch die Ausübung bestimmter Arbeiten für gefährdet hält, hat er dies gleichzeitig zu vermerken.

(3) Der Arzt hat den Eltern oder dem Vormund des Jugendlichen das wesentliche Ergebnis der Untersuchung schriftlich mitzuteilen; in der Mitteilung hat er die Anordnung einer etwaigen Nachuntersuchung (§ 45 Abs. 3) und die Arbeiten, durch deren Ausübung er die Gesundheit des Jugendlichen für gefährdet hält, zu vermerken. Er hat außerdem eine für den Arbeitgeber bestimmte Bescheinigung darüber auszustellen, daß die Untersuchung stattgefunden hat, und darin die Arbeiten zu vermerken, durch deren Ausübung er die Gesundheit des Jugendlichen für gefährdet hält.

§ 53

Ermächtigungen

(1) Der Bundesminister für Arbeit und Sozialordnung wird ermächtigt, durch Rechtsverordnung mit Zustimmung des Bundesrates . . . .

1. zur Herbeiführung einer gleichmäßigen und wirksamen gesundheitlichen Betreuung Vorschriften über die Durchführung der ärztlichen Untersuchungen und über die für die Aufzeichnungen der Untersuchungsbefunde, die Bescheinigungen und Mitteilungen zu verwendenden Vordrucke zu erlassen.

(2) Die Landesregierungen können zur Vereinfachung der Abrechnung durch Rechtsverordnung Pauschbeträge für die Kosten der ärztlichen Untersuchung im Rahmen der geltenden Gebührenordnung festsetzen.

Nach fünfjährigen Erfahrungen mit der ärztlichen Untersuchung nach dem Jugendarbeitsschutzgesetz muß leider festgestellt werden, daß bei den Erstuntersuchungen nicht gründlich genug untersucht wird und daß die Zweituntersuchungen vor Ablauf des ersten Beschäftigungsjahres häufig unterlassen werden. Eine wissenschaftliche und statistische Verarbeitung der gesammelten Daten steht noch aus.

V. Tuberkulosefürsorge

Die Schwierigkeit der Bekämpfung der Tuberkulose als Volkskrankheit liegt bei dem eminent chronischen Charakter dieser Infektionskrankheit, ihrem wechselvollen oft unberechenbaren Verlauf und der hohen Ansteckungsfähigkeit klinisch unauffälliger Kranker. Die Geschichte der Tuberkulose ist gekennzeichnet durch folgende Daten: 1766 erfindet Auenbrugger die Perkussion, 1819 gibt Laennec die klassische Darstellung der Klinik der Tuberkulose mit der Unterscheidung der produktiven und exsudativen Formen, 1850 schildert Virchow den feinen Bau des Tuberkels, wendet sich aber gegen die Auffassung von Laennec und erkennt nicht die Zugehörigkeit der exsudativen Formen. Langhans in Gießen sieht die tuberkulöse Riesenzelle. 1865 beweist Villemin durch die Übertragung menschlicher Tuberkulose auf Tiere die Ansteckungsfähigkeit. Am 24. März 1882 stellt Koch der Berliner Physiologischen Gesellschaft den Erreger der Tuberkulose vor. Gleichzeitig entdeckt ihn Paul Baumgarten. Koch stellt die allergische Reaktion des infizierten Körpers auf Reinfektion fest und entwickelt das Tuberkulin, das als Heilmittel versagt, aber durch die diagnostische Tuberkulinreaktion — v. Pirquet, Hamburger, Moro, Mantoux — von größter Bedeutung bleibt. v. Behring weist auf die Bedeutung der Milchinfektion hin. Der Nachweis des Typus bovinus durch Smith 1898 erlaubt die Trennung der beiden Typen.

Lange Zeit blieb die Entstehungsgeschichte der Tuberkulose im Dunkeln. 1912 beschreibt Ghon die Kindheitsinfektion und trennt sie von der Spätinfektion und der Reinfektion. Erst die Röntgendiagnostik erlaubt 1920 die Erkenntnis der Frühformen. Ranke entwickelt die Stadienlehre: *Primärstadium:* mit Primärinfekt und Erkrankung der Lymphbahnen und nahegelegenen Lymphknoten = Primärkomplex, *Sekundärstadium:* Ausbreitung auf dem Blut- und Lymphwege, vorwiegend exsudative stürmische Reaktionen (Infiltrate, Einschmelzungen), *Tertiärstadium:* isoliert wachsende Krankheitsherde in einzelnen Organen, insbesondere der Lunge, Kontaktwachstum, Heilungsvorgänge durch Cirrhose. Dieses Schema ist nur bedingt richtig. Exsudative und produktive Vorgänge wechseln mehrmals im Verlaufe. Für neue Erkrankungsschübe ist nach Schwartz 1950 der Durchbruch in die Bronchien häufig verantwortlich. Die Bedeutung des Tuberkels der Gefäßintima für die hämatogene Ausbreitung hatte schon 1920 Aschoff klargelegt.

Die Behandlung der Tuberkulose war bis zur Mitte des 19. Jahrhunderts rein symptomatisch. Die Tbc galt als unheilbar. Brehmer 1853 und Dettweiler 1867 entwickelten die Heilstättenbehandlung mit der Liegekur. 1892 erste Volksheilstätte, anschließend Übernahme des Tbc-Heilverfahrens durch die Landesversicherungsanstalt. Die chirurgische Behandlung beginnt mit dem Pneumothorax, erstmalig Forlanini 1882, ausgebildet seit 1905 durch Ludolf Brauer. Seit 1920 Thorakoplastik nach Sauerbruch und 1890 und 1898 Buelau und Perthes Thoraxdränage, 1938 Monaldi Kavernendränage, seit 1948 Lungenresektion.

Medikamentöse Behandlung erst seit 1938. Domagk - Conteben. Streptomycin, letzteres unmittelbar nach dem Kriege, ermöglicht endlich die Heilung der tuberkulösen Hirnhautentzündung. Jetzt stehen die Isonikotinsäure und Paraaminosäure im Vordergrund. Wichtig ist eine ausreichende Dauer des Heilverfahrens, Gefahr des Rezidivs. Klinische Besserung bedeutet nicht pathologisch anatomische Heilung.

Extrapulmonale Tuberkulose: Hauttuberkulose (Lupus), Lichtbehandlung 1893 Finsen - Jesionek, jetzt medikamentös. Knochentuberkulose: Ruhigstellung, Sonnenbehandlung durch Rollier 1904, in Verbindung mit orthopädischen, arbeitstherapeutischen Maßnahmen heute noch gültig. Vorkämpfer präventiver Behandlung.

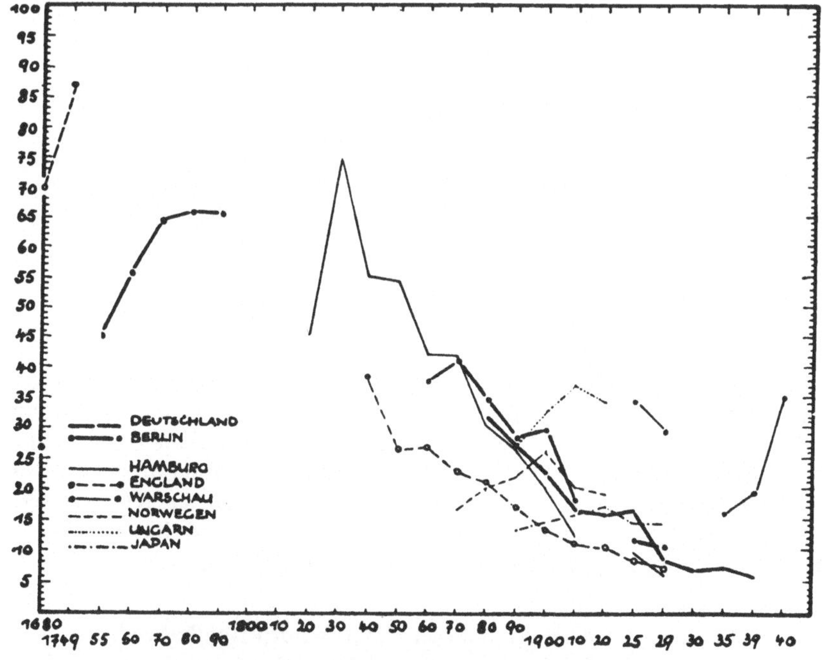

Tuberkulosesterblichkeit verschiedener Staaten und Orte 1680–1940 auf je 10 000 Einwohner (nach Flatzek-Hofbauer)

Sozialhygiene der Tuberkulose

Die Krankheit ist bekannt, seit es eine ärztliche Kunst gibt; klassische Beschreibung durch Hippokrates. Im Mittelalter hatte sie ihre Verbreitung in den Städten und Klöstern. Die ältesten Zahlenangaben 1680 aus London: 70 Tbc-Todesfälle auf 10000 Einwohner im Jahr, in Breslau 28,8.

Während wir über das 18. Jahrhundert nur spärliche Angaben haben, fällt das Ansteigen der Tbc-Ziffer in Deutschland in der Industrialisierungsphase nach 1800 von Westen nach Osten fortschreitend auf.

In Hamburg gibt es auf 10000 Einwohner

im Jahre	1821	50	Tbc-Sterbefälle
	1830	76	„
	1850	51	„
	1860	40	„
	1870	45	„
	1880	31	„
	1890	29	„
	1900	19	„
	1910	12	„
bei Kriegsbeginn	1914	14	„
	1918	22	„
	1925	11	„
	1935	7	„
	1945	10	„
	1955	3	„
	1960	2	„

Bei den anderen Völkern verläuft die Kurve ähnlich, wobei die Industrialisierung stets zu einer Zunahme der Tuberkulose führt. Noch um die Jahrhundertwende gilt der Satz: „Tuberkulose, Rachitis, Trunksucht und Geschlechtskrankheiten vereinigen sich zu dem Quartett der Volkskrankheiten, das zum Bild des Proletariers ebenso gehört wie das Wohnungselend, das Kindersterben, die Arbeitslosigkeit und der Industriekrüppel." (Käthe Kollwitz, Zille) Die Sterblichkeit an Lungentuberkulose auf 10000 Einwohner beträgt

in Hamburg	1900	bei	den	Arbeitern	23,3,	bei	den	Wohlhabenden	10,5
	1914	„	„	„	11,3	„	„	„	2,6
in Baden	1924	„	„	„	13,4	„	„	„	8,3
aber	1928	„	„	„	7,6	„	„	„	7,4.

Die Verbesserungen der Lebensbedingungen vermindern die Tuberkulosesterblichkeit. Der Klassenunterschied ist heute nahezu verschwunden; geblieben ist die besondere Berufsgefährdung vor allem der Steinmetze und Bergarbeiter — Silikose.

Die Aufgliederung nach Geschlechtern zeigt eine höhere Tuberkulosesterblichkeit der Männer. Bei ihrer Verteilung auf die Altersklassen finden sich zu Zeiten der hohen Sterblichkeitsziffern zwei Gipfel: zwischen dem 20. und 30. Lebensjahr und dann ansteigend jenseits des 40. Lebensjahres. Bei den Frauen liegt der erste Gipfel zwischen 20. und 35. Lebensjahr. Größere Ziffern der Tuberkulose treten erst jenseits 60 auf. Mit fortschreitendem Bekämpfungserfolg verschwindet zuerst der Gipfel im dritten Lebensjahrzehnt. Er tritt wieder auf nach dem zweiten Weltkrieg bei den jungen Männern — Heimkehrertuberkulose. Jetzt ist er bei den Männern überwunden. Bei den Frauen ist er niedriger geworden, prägt sich aber bei den Krankenziffern noch deutlich aus als statistisches Merkmal der Sensibilisierung in der Fortpflanzungsperiode der Frau.

Jede Verschlechterung des Lebensstandards hat ein Ansteigen der Tuberkuloseziffern zur Folge. Erstmalig 1772 stellte Möser in Berlin fest, daß das enorme Ansteigen der Sterblichkeit im Jahr der Hungersnot etwa zur Hälfte auf das Konto der Tuberkulose zu rechnen ist. Die Hungerszeit des 1. Weltkrieges und des 2. Weltkrieges hat dies bestätigt. Die Katastrophen wie in Warschau 1935 und Berlin 1945 treiben die Tbc-Sterblichkeit in kürzester Frist in die Höhe. Dieser erste Anstieg betrifft vor allem ruhende ältere Tuberkuloseerkrankungen. Bei Vermehrung der Ansteckungsquellen steigen dann auch die Quoten für die jungen Leute.

Der Verlauf einer Tuberkulose als persönliches Schicksal ist abhängig von der Lage der Immunität und der Resistenz. Frisch befallene Völker sind anfälliger. Fortschreitende Durchseuchung führt zu einer Auslese der Resistenten. Die aus den Ghettos der mittelalterlichen Städte Deutschlands stammenden Ostjuden haben in Polen nur eine halb so hohe Sterblichkeitsziffer wie die Polen. Auch jüdische Siedlungen in Amerika zeigen höhere Resistenz. In Canada sind Indianer und Eskimos zehnmal so anfällig wie Europäer. Stammbaumuntersuchungen von Ickert zeigen familiär verschiedenes Verhalten. Es gibt also: Auswahl resistenter Sippen, Weitergabe erworbener Immunität und persönliche Disposition.

Die Epidemiologie der Tuberkulose konnte noch bis Anfang der 50er Jahre nach der Mortalität beurteilt werden. Die Tuberkulose-*Sterblichkeits*-Kurve zeigt seit Ende des 19. Jahrhunderts einen stetigen Abfall. Im ersten und zweiten Weltkrieg stieg sie erneut stark an. Infolge der Verbesserung der allgemeinen

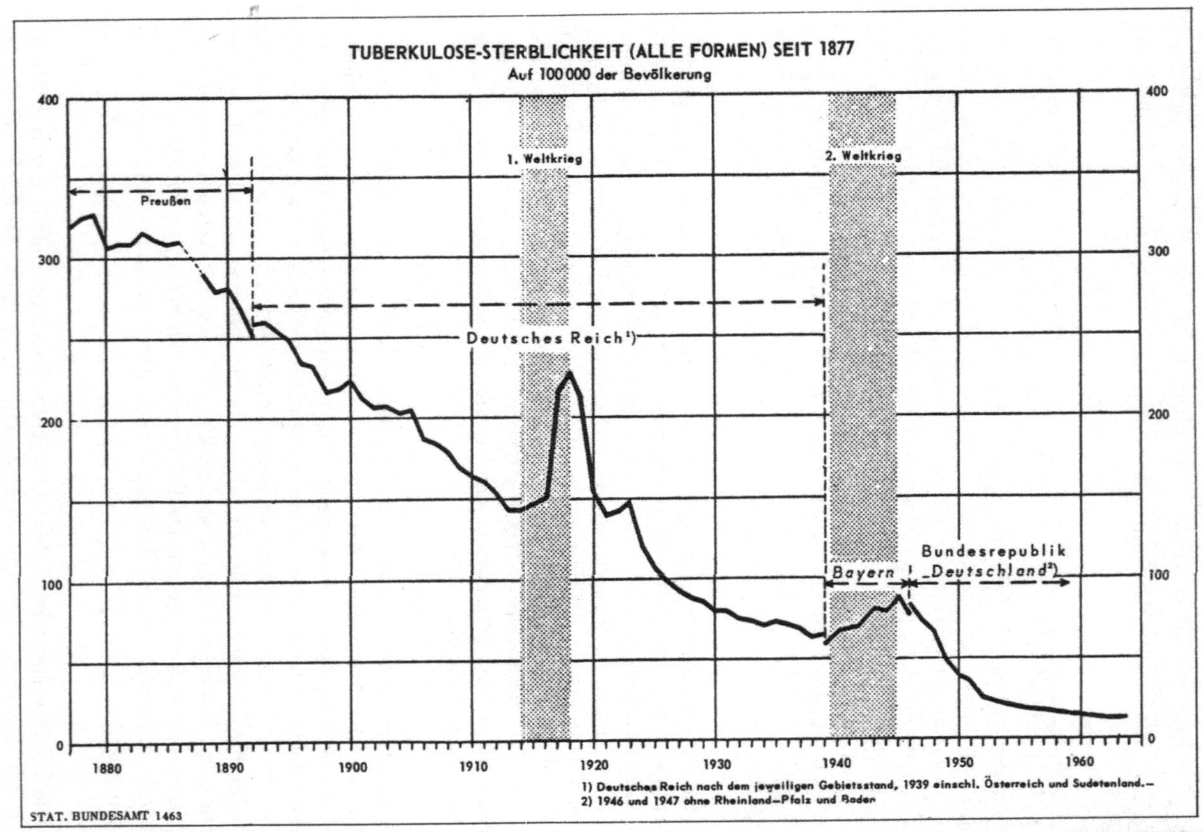

ergänzt bis 1963.

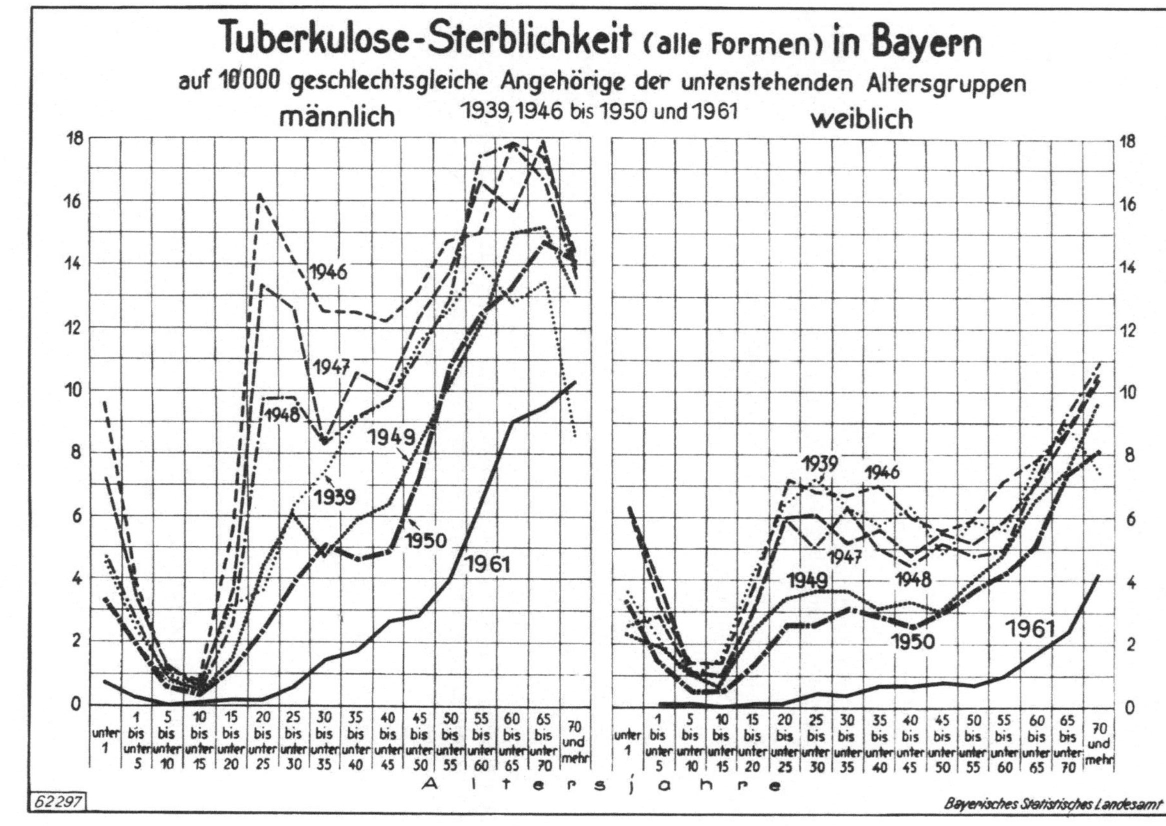

Bis 1963 keine weitere wesentliche Veränderung.

Lebensbedingungen, der Hygiene und des Einsetzens der klinischen und sozialen Bekämpfungen kam es 1925 bis 1932 zu einem deutlichen Absinken, das nur vorübergehend durch den Anstieg während und nach dem zweiten Weltkrieg unterbrochen wurde (säkularer Trend).

Sterblichkeit im Deutschen Reich: 1938 = 6,2 auf 10000 Einw.
„ in der Bundesrepublik: 1954 = 2,0 „ 10000 Einw.
1963 = 1,4 „ 10000 Einw.

Seitdem ist kein nennenswerter Rückgang mehr zu verzeichnen. In den Mortalitätszahlen liegt jetzt ein Unsicherheitsfaktor. Vor ca. 10 Jahren war die Todesursache bei offen Tuberkulösen eben die Lungentuberkulose. 1956 fanden sich bei 35% der verstorbenen Tuberkulosekranken andere Todesursachen.

Die *Erkrankungen*, besonders ansteckende Lungen-Tbc., haben keinen annähernd gleichen Rückgang zu verzeichnen (hier ist eine relativ sichere statistische Auswertungsmöglichkeit durch den Tuberkelbakteriennachweis im Sputum gegeben).

Der Bestand an Tuberkulosekranken betrug im Bundesgebiet: (absolute Zahlen und Verhältniszahlen auf 100000 Einwohner)

Tabelle 5.

	ansteck. Tuberkulose				nicht anst. akt. Tb				Tb anderer Organe			
	abs. Z.		Verh. Z.		abs. Z.		Verh. Z.		abs. Z.		Verh. Z.	
	m	w	m	w	m	w	m	w	m	w	m	w
1958	70534	30274	285,7	108,9	123348	92355	499,7	332,1	23958	29264	882,5	546,2
1960	61560	23740	244,3	84,4	109348	75540	434,0	268,4	20942	25111	83,1	89,2
1963	51556	18158	195,2	62,1	92983	59048	352,0	201,8	18458	21437	70,0	73,3

Die Neuzugänge zeigen ebenfalls eine rückläufige Tendenz. Den Fürsorgestellen wurden neu bekannt

1959:		1963:		
	19475		16165	ansteckende Lungen-Tbc
	42761		32338	aktiv geschlossene Lungen Tbc
	10580		8802	andere Organe
	72816		57305	alle Formen der Tuberkulose.

Dem stehen 8200–8000 Todesfälle an Tuberkulose gegenüber.

Das sind nur 4,6% der ansteckenden Tuberkulosekranken und 2,7% des Gesamtbestandes der Tuberkulosekranken. Noch 1925 berechnete demgegenüber Bräuning die Lebenserwartung eines Offentuberkulösen auf 2,3 Jahre. Heute beträgt sie mehr als 10 Jahre bis zu 20 Jahren.

Als Gründe für die Diskrepanz zwischen der Tuberkulosemortalität und Morbidität sind anzugeben: 1.) bessere allgemeine Erfassung (Intensivierung der Tbc-Fürsorge, Röntgenreihenuntersuchungen, Fachärztezunahme), 2.) Ausbau der bakteriologischen Diagnostik und Verbesserung der Diagnostik durch

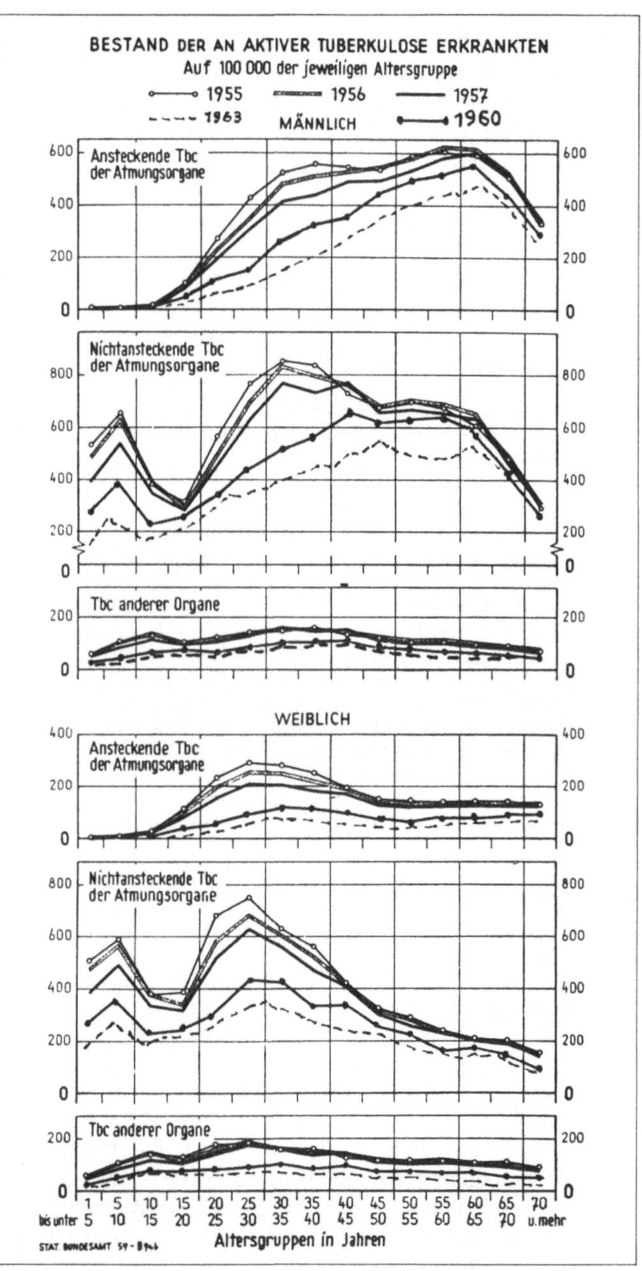
BESTAND DER AN AKTIVER TUBERKULOSE ERKRANKTEN
Auf 100 000 der jeweiligen Altersgruppe
1955
1956
1957
1963
MÄNNLICH
1960
Ansteckende Tbc der Atmungsorgane
Nichtansteckende Tbc der Atmungsorgane
Tbc anderer Organe
WEIBLICH
Ansteckende Tbc der Atmungsorgane
Nichtansteckende Tbc der Atmungsorgane
Tbc anderer Organe
bis unter
u. mehr
Altersgruppen in Jahren
STAT. BUNDESAMT 59-B946

Röntgenschichtverfahren, 3.) Besserung der allgemeinen Lebensbedingungen, und 4.) schließlich die Therapie-Verbesserung. Es resultiert hieraus eine Zunahme der chronisch Tuberkulösen, in allen Stadien vom aktiven Prozeß über die stationären Befunde zu den echten Heilungen. Es treten neue Probleme auf, wie Eingliederung der chronisch Tuberkulösen und die ärztlich-klinische Versorgung der offen Tuberkulösen.

Organisation der Tbc-Fürsorge

Durch das Gesetz über die Vereinheitlichung des Gesundheitswesens vom 3. Juli 1934 § 3 ist die Tuberkulosefürsorge eine Pflichtaufgabe des Gesundheitsamtes. Der örtliche Träger ist die Fürsorgestelle. Die Aufgaben der Tbc-Fürsorgestelle sind festgelegt in:

1. Erste Durchführungsverordnung vom 6. Februar 1935.
2. § 61 der Dritten Durchführungsverordnung zum Gesetz über die Vereinheitlichung des Gesundheitswesens vom 30. März 1935:

§ 61

Tuberkulosebekämpfung und -fürsorge.

(1) Das Gesundheitsamt hat die Bekämpfung der Tuberkulose im Rahmen der für die Seuchenbekämpfung geltenden Vorschriften sowie die ärztliche Fürsorge für Tuberkuloseerkrankte und -gefährdete durchzuführen.

(2) Es muß hierzu die zur Feststellung der Krankheit und des Umfanges der Ansteckungsgefahr erforderlichen Ermittlungen vornehmen und die zur Verhütung einer Weiterverbreitung der Krankheit nötigen Maßnahmen (einschließlich der Entkeimung) treffen.

(3) Zu den fürsorgerischen ärztlichen Aufgaben des Gesundheitsamtes gehören insbesondere die Erfassung der Tuberkulosekranken, ihre laufende ärztliche Überwachung, Beratung und Belehrung sowie die Vermittlung zweckmäßiger Heilbehandlung.

(4) Zur Durchführung dieser Aufgaben bedarf es einer der Größe und Bevölkerungsdichte des Bezirks entsprechenden Zahl von Tuberkulosefürsorgestellen.

3. Bundesseuchengesetz vom 18. Juli 1961, das am 1. Januar 1962 in Kraft trat.

Im einzelnen sind die Aufgaben folgende:

1) Erfassung der Tuberkulösen, laufende Überwachung, Beratung, Belehrung, Überwachung der Tuberkulose-Gefährdeten;
2) Feststellung der Art der Erkrankung;
3) Maßnahmen der Ansteckungsverhütung;
4) Nachfürsorge;
5) Berichterstattung;

Die wichtigsten Maßnahmen sind die Ausfindigmachung der Ansteckungsquelle und ihre Verstopfung, sowie die Früherfassung. Die beste Möglichkeit für die letztere ist die Röntgenreihenuntersuchung. Kinder bis zum 12. Lebensjahr sollen davon ausgenommen werden, da bei ihnen eine erhöhte Strahlengefährdung vorliegt und auf der anderen Seite nur eine geringe Ausbeute zu erwarten ist. Ersatz: Tuberkulinprobe.

In den letzten 20 Jahren hat die Zahl der Tuberkulin positiv reagierenden Kinder abgenommen.

1958 = 43,5% Knaben des letzten Schuljahres tuberkulinpositiv
45,0% Mädchen „ „ „ „ „

Frage der Pflicht-Röntgenuntersuchung! — Zumutbar?

Erstens Schutz des Einzelnen und zweitens Schutz der Allgemeinheit. Entscheidung des Bayerischen Verwaltungsgerichtshofes vom 13. 1. 1955:

„Durch die gesetzliche Verpflichtung zur Röntgenuntersuchung wird das Grundrecht der Würde der menschlichen Persönlichkeit nicht berührt."

Nach Keutzer sind in der Bundesrepublik 25 000 Personen mit unbekannter ansteckender Tuberkulose anzunehmen.

Frage der Strahlenbelastung!

„Arbeitsausschuß für Röntgenschirmbilduntersuchungen und Röntgentechnik", 3. Dezember 1955:

„..... daß bei sinngemäßer Beachtung der Schutzvorschriften bei den Schirmbilduntersuchungen weder eine Gefahr für die Untersuchten noch für den Untersucher möglich ist."

Die gleiche Feststellung trifft der Bericht des medizinischen Forschungsrates in Großbritannien 1956.

Zur Feststellung der Art der Erkrankung sind alle modernen Mittel der Klinik, Bakteriologie und Röntgenologie einzusetzen, um festzustellen 1.) Spezifität, 2.) Aktivität, 3.) Qualität, 4.) Infektiosität. Der Auswurf soll so oft wie möglich untersucht werden mit Kehlkopfabstrich und Magensaft. Der bakterioskopische Nachweis ist heute durch die Anwendung der Tuberkulostatika erschwert. Damit haben der Tierversuch und das Kulturverfahren an Bedeutung zugenommen.

Tuberkulinprobe

Die Frage, ob bei Kindern ohne klinischen Verdacht auf Tbc. (Umgebungsuntersuchungen, Röntgenreihenuntersuchungen) durch percutane Tuberkulinproben, die erforderlichenfalls wiederholt werden, eine Tbc. mit genügender Sicherheit ausgeschlossen werden kann, und wenn ja, bis zu welcher Altersstufe, beantwortete der „Arbeitsausschuß für Tuberkulosefürsorge" des D.Z.K., 5.10. 1957, wie folgt:

1) Röntgenreihenuntersuchungen = Schirmbild sollen erst vom 10.—12. Lebensjahr an durchgeführt werden;
2) bei Vorliegen einer nicht ansteckenden Tbc. in der Umgebung genügt Prüfung der Kontaktkinder mit einer Tuberkulinprobe;
3) die Untersuchungsmethodik bei Kindern in der Umgebung von ansteckenden Tuberkulösen richtet sich nach dem Einzelfall, insbesondere dem Grad der Gefährdung;

Bei tuberkulosegefährdeten Kindern ist die BCG-Impfung, soweit sie tuberkulinnegativ reagieren, zu empfehlen. Bei negativem Ausfall der Percutanprobe zusätzlich wenigstens einmalige Intracutanprobe.

Die Bekämpfung der Tuberkulose als Seuche

Die Epidemiologie ist in starkem Maße abhängig von der sozialwirtschaftlichen Struktur eines Landes (Notzeiten, Krieg, Ernährungsfrage, Wohnraum etc.). Die Grundlage zu ihrer Bekämpfung ist die Schaffung von günstigen Lebensbedingungen.

Tuberkulose bekämpfen heißt „Seuchenbekämpfung", die den Gesundheitsämtern als Pflichtaufgabe übertragen wurde. (§ 61, Ziff. 1 der Dritten Durchführungsverordnung.)

Nach dem Bundessozialhilfegesetz vom 30.6. 1961, das am 1.6. 1962 in Kraft getreten ist, ist nach § 48, Abs. 1 Aufgabe der Tuberkulosehilfe, die Heilung Tuberkulosekranker zu fördern und zu sichern, sowie die Umgebung der Kranken gegen Übertragung der Tuberkulose zu schützen.

Die Tuberkulosehilfe umfaßt nach § 48, Abs. 2 BSHG:

1.) Heilbehandlung
2.) Hilfe zur Eingliederung in das Arbeitsleben
3.) Hilfe zum Lebensunterhalt
4.) Sonderleistungen
5.) Vorbeugende Hilfe

Sachlich zuständig für die Tuberkulosehilfe ist nach § 100 BSHG der überörtliche Träger der Sozialhilfe (Landesfürsorgeverband).

Pflichtaufgabe des Gesundheitsamtes ist nach § 61, Ziff. 3, Dritte DVO „Vermittlung zweckmäßiger Heilbehandlung".

Die Einführung der Tuberkulostatika und der Ausbau der Lungenchirurgie brachten große Fortschritte. Die Vernichtung der Erreger ist nach wie vor den natürlichen Abwehrkräften des Organismus überlassen. So ist immer noch die Heilstättenbehandlung Grundlage der Therapie. Frühbehandlung! Schnelleinweisung! Das Heilverfahren muß genügend lange durchgeführt werden und unbefristet sein.

Mißerfolge können eintreten durch Kurabbruch (zugenommen in letzter Zeit), bei zu schwerem Ausgangsbefund, bakterieller Resistenz u. a.

Über Absonderung ansteckend Tuberkulöser siehe Empfehlung des „Deutschen Zentralkomitees zur Bekämpfung der Tuberkulose". Gemeinwidrig sich verhaltende ansteckende Tuberkulöse können nach § 37, Abs. 2 BSeuchG in Verbindung mit dem Bundesgesetz „über das rechtliche Verfahren bei Freiheitsentziehungen" vom 29. Juni 1956 durch Gerichtsbeschluß gegen ihren Willen in einer geeigneten Anstalt abgesondert werden.

BCG-Impfung

Nach Wallgreen und Kleinschmidt wird das Entstehen einer ernsten Primärinfektion wie auch einer Meningitis und auch einer Miliartuberkulose in der Regel verhindert.

Angaben von Genz und Helbig: Von 1076 Geschwistern aus 740 Familien ansteckungsfähiger Tuberkulöser erkrankte jedes zweite Kind der Nichtgeimpften (740 wurden geimpft), aber nur jedes 29. der BCG-geimpften Kinder. Von den geimpften Kindern erkrankte keines an Meningitis und es ist keines gestorben. Von den nichtgeimpften Kindern erkrankten 10 an Meningitis und es starben 7 Kinder.

Auch heute ist es noch eine wichtige Aufgabe, die Rinder-Tbc. zu bekämpfen. Kleinschmidt: 1955 Bundesrepublik 13,6% der Erkrankungen durch bovinen Erreger.

1952 waren in der Bundesrepublik nur 10% der Rinderbestände tuberkulosefrei. 30. Juni 1960 (Meyn) von über 1,2 Millionen Stück bereits 93,3% tuberkulosefrei. Die Ausmerzung der Rindertuberkulose ist 1965 praktisch erreicht. Gefahr der Neuinfektion durch kranke Menschen, Nagetiere, Geflügel. Enge Zusammenarbeit zwischen Veterinär- und Humanmedizin, Landwirtschaft und Staat bleibt erforderlich.

Besondere Beachtung verdient die Verbreitung übertragbarer Krankheiten durch Schulen, Kinderheime und ähnliche Einrichtungen.

Nunmehr dürfen nach § 45, Abs. 1 BSeuchG innerhalb des ganzen Bundesgebietes

„Lehrer, zur Vorbereitung auf den Beruf des Lehrers in Schulen tätige Personen, Schüler, Schulbedienstete und in Schulgebäuden wohnende Personen, die an einer meldepflichtigen übertragbaren Krankheit erkrankt oder dessen verdächtig sind, die dem Unterricht dienenden Räume nicht betreten, Einrichtungen der Schule nicht benutzen und an Veranstaltungen der Schule nicht teilnehmen, bis nach dem Urteil des behandelnden Arztes oder Gesundheitsamtes eine Weiterverbreitung durch sie nicht mehr zu befürchten ist".

§ 47: „Lehrer, Schulbedienstete und zur Vorbereitung auf den Beruf des Lehrers in Schulen tätige Personen müssen vor Aufnahme ihrer Tätigkeit und jährlich einmal der zuständigen Behörde durch Vorlage eines Zeugnisses des Gesundheitsamtes nachweisen, daß bei ihnen eine ansteckungsfähige Tuberkulose der Atmungsorgane nicht vorliegt. Das Zeugnis muß sich auf eine Röntgenaufnahme der Atmungsorgane stützen".

Nachfürsorge

Mit zunehmender Anzahl der gebesserten Tuberkulösen ist die Rehabilitation ein Kernproblem geworden. Vor Aufnahme der Vollarbeit langsame Wiedergewöhnung an Arbeit durch Arbeitstherapie in Heilstätten, bezw. ärztlich überwachten Werkstätten. Die Tuberkulose ist noch keineswegs überwunden. Das Gesetz allein ermöglicht nicht, alle Aufgaben erfolgreich durchzuführen.

So haben sich zahlreiche Landesvereine und Hilfsorganisationen gebildet. Eine einheitliche Ausrichtung in allen wichtigen Fragen ist erforderlich. In Deutschland ist es insbesondere Aufgabe des „Deutschen Zentralkomitees zur Bekämpfung der Tuberkulose“ und seiner Arbeitsausschüsse, die gegen diese Volkskrankheit geeigneten Maßnahmen anzuregen und zu fördern. Weiter ist eine übernationale Zusammenarbeit mit Erfahrungsaustausch (WHO, Internationale Union gegen die Tuberkulose) von größter Bedeutung.

„Neufassung der Erläuterungen zur Führung der Tuberkulosestatistik in den Gesundheitsämtern”

Auszug

A. Aktive Tuberkulosen bzw. Fürsorgefälle (Ia- bis Id-Fälle) „Fürsorgefälle“: Fürsorgefälle sind klinisch gesprochen alle Fälle von aktiver Tuberkulose, d. h. alle tuberkulösen Erkrankungen, bei denen das Krankheitsgeschehen im Einzelorgan oder im Gesamtorganismus noch nachweisbare Zeichen der „Tätigkeit“ aufweist.

1. *„Ia- oder F a-Fälle“:* Hierher gehören alle Fälle von klinisch oder röntgenologisch nachweisbarer Lungentuberkulose, bei denen in den letzten 12 Monaten noch Tuberkelbazillen im Auswurf nachweisbar waren. Dabei ist Voraussetzung, daß zum Nachweis alle in Betracht kommenden Verfahren angewendet werden (Gewinnung des Auswurfmaterials: Sputum, Kehlkopfabstrich, Magensaft; Untersuchungsverfahren: Ausstrich, Kulturverfahren).
2. *„Ib- oder F b-Fälle“:* Hierher gehören alle Fälle von Lungentuberkulose, bei denen unter Anwendung der obengenannten Verfahren Bazillen nicht gefunden werden, bei denen aber der sonstige Befund für eine ansteckungsfähige Tuberkulose spricht, bei denen besonders die Dichte und Qualität der Röntgenschatten oder das Vorhandensein von Kavernen und katarrhalischen Geräuschen für Infektiosität sprechen.
   Sind bei den Fällen der Gruppe Ia oder F a nach eingehenden mehrfachen Untersuchungen keine Tuberkelbazillen mehr nachgewiesen worden, so ist es der Entscheidung des Tuberkulose-Fürsorgearztes überlassen, den Kranken nach I c oder F c überzuführen. Dies hat frühestens nach 12 Monaten und spätestens 24 Monate nach dem letzten Bazillenbefund zu geschehen.
3. *„I c- oder F c-Fälle“:* Hierher gehören
   1) diejenigen Patienten, die eine Erkrankung im Sinne der Ziffer 1 und 2 durchgemacht haben, aber noch Aktivitätszeichen seitens des Organismus, z. B. subfebrile Temperaturschwankungen (mit Vorsicht) oder Veränderungen an den Lungen zeigen, z. B. ständiger Katarrh und vor allem noch Neigung zu Neuherdbildung oder unscharfen Verschattungen infiltrativer Art (bei einwandfreien Röntgenaufnahmen);
   2) diejenigen Patienten mit beginnender Tuberkulose der Lungen, bei denen nach dem Allgemeinbefund, dem klinischen und vor allem Röntgenbefunde (Röntgenserien) mit einer Entwicklung zur ansteckungsfähigen Lungentuberkulose zu rechnen ist;
   3) alle Fälle von intrathorakalen Lymphknotenerkrankungen, d. h. die echte Bronchialdrüsentuberkulose der Kinder und Jugendlichen und alle tumorigen Hilusdrüsenverschattungen (nicht aber die sogenannte verstärkte Hiluszeichnung bei tuberkulinpositiven Kindern und Jugendlichen);
   4) alle Formen von Pleuritis exsudativa, bei denen sich ein anderer Ursprung nicht mit Sicherheit nachweisen läßt;
   5) alle Fälle positiver Tuberkulinreaktion ohne klinischen Befund bis zum vollendeten zweiten Lebensjahr; Lungeninfiltrierungen bei tuberkulinpositiven Kindern, akute und subakute Miliarstreuungen.

4. *„I d- oder F d-Fälle“:* Aus der Fassung geht hervor, daß zu I d alle Erkrankungen an Tuberkulose außerhalb der Atmungsorgane, d. h. alle extrapulmonalen bzw. extrathorakalen Formen, zu zählen sind.

B. Inaktive Tuberkulosen bzw. Überwachungsfälle (II a- bis II c-Fälle)

II a. Klinisch geheilte Tuberkulose der Atmungsorgane:

1. Nach sicher aktiver Erkrankung im Kleinkindesalter kann das Kind in der Regel 2 Jahre nach Feststellung der Inaktivität aus der Überwachung entlassen und der Schulgesundheitsfürsorge übergeben werden.
2. Nach Erkrankung in und nach der Pubertät: Überwachung nach Abheilung etwa 5 Jahre lang bis zum 25. Lebensjahr.
3. Bei späteren Krankheitsfällen: In der Regel 5 Jahre unter Berücksichtigung des Ausgangsbefundes. Nachuntersuchungen bei dieser Gruppe in den ersten Jahren in Abständen von 6 – 12 Monaten, später 1 Jahr. Für die Röntgenkontrolle werden Schirmbilduntersuchungen — möglichst in Mittelformat — empfohlen.

II b. Klinisch geheilte Tuberkulose anderer Organe.

II c. Exponierte und exponiert Gewesene.

II d. Unentschiedene Diagnosen.

III. Nichttuberkulöse Erkrankungen der Atmungsorgane:

Hierher gehören diejenigen Erkrankungen der Atmungsorgane, die der Tuberkulose-Fürsorgestelle unter der Bezeichnung „Tuberkulose“ oder „Tuberkuloseverdacht“ bekannt oder gemeldet werden, bei denen aber die Tuberkulose als Krankheitsursache ausgeschlossen werden kann.

IV. Gesunde:

Hier sind diejenigen Untersuchungen aufzuzeichnen, die den Tuberkulose-Fürsorgestellen ebenfalls unter der Bezeichnung „Tuberkuloseverdacht“ bekannt werden, bei denen die Untersuchung aber keine krankhafte Veränderung der Atmungsorgane ergibt.

VI. Geschlechtskrankheiten

GK sind Infektionskrankheiten, die nur bei engem Kontakt bei Feuchtigkeit und Wärme übertragen werden und deren Erreger außerhalb des Körpers nicht vermehrungsfähig sind. Übertragung durch Geschlechtsverkehr, der ja die genannten Voraussetzungen erfüllt, ist somit nicht die einzige Möglichkeit der Infektion mit GK, sondern es gibt immer auch andere Möglichkeiten.

Die Go, der Samenfluß oder Tripper, war schon im Altertum bekannt. Der Zusammenhang mit den sekundären Folgekrankheiten, besonders bei der Frau, ist allerdings nicht erkannt worden. Als hauptsächlicher Übertragungsmodus wurde der GV schon im Mittelalter erwähnt.

Die Syphilis ist wahrscheinlich nach der Entdeckung Amerikas von dort importiert worden, etwa um 1500. Die zahlreichen Söldnerkriege mit den umherschweifenden Männern sorgten für ihre Verbreitung. Der Infektionsweg ist aus der Namensgebung der damaligen Zeit ersichtlich. In Frankreich hieß sie spanische Krankheit, und in Deutschland sprach man von den Franzosen. Es kam im Mittelalter zu einer seuchenartigen Verbreitung. Die Angst vor der Lustseuche war ein entscheidendes Motiv für die Änderung der Sexualmoral und des öffentlichen Badewesens. Die Promiskuität des Geschlechtsverkehrs unter den ledigen Männern und Frauen war die Voraussetzung für diese seuchenartige Verbreitung. Anhäufungen lediger Männer in den Heeren, aber auch zölibatäre Gesellschaften wie die Studenten, und auch die Klöster wurden zu Brutstätten der Syphilis. Dabei kam es dann aber auch zu einer Verbreitung durch extragenitalen Kontakt und die Verseuchung ganzer Familien durch connatale Infektion. Bestimmte Berufe, wie die Glasbläser und Trompeter, zeigten Primärinfekte an den Lippen. Es gibt heute noch ganze verseuchte Völkerschaften, insbesondere in Sibirien, aber auch in Jugoslawien, wo die Lu durch generelle Maßnahmen der WHO zwar bekämpft, aber noch nicht ausgerottet ist.

Bei der Go spielte neben dem GV stets die Schmierinfektion, vor allem im Bade, eine Rolle, von der insbesondere die kleinen Mädchen betroffen waren.

Schon aus dieser geschichtlichen Darstellung ergibt sich, daß sich die Bekämpfung der Geschlechtskrankheiten nicht als ein rein hygienisches Problem behandeln läßt, sondern daß es mit dem Sexualproblem in der menschlichen Gesellschaft aufs engste verknüpft ist. Insbesondere solange die Go nur schlecht und langwierig heilbar war und die Syphilis eine unheilbare Krankheit war, gab es einen Schutz vor diesen Krankheiten nur durch die Beschränkung des GV auf zwei bis zu ihrer Vereinigung keusch lebende Partner, die das Gebot der

Einehe strikte einhielten. Die Geschlechtsmoral des 19. Jahrhunderts ging von diesem theoretischen Postulat aus. Seine Erfüllung wurde aber praktisch nur von der Frau verlangt. Die Virginität der Frau hat im Mittelalter keinen so hohen moralischen Wert gehabt, und es besteht der Verdacht, daß ihre hohe Bewertung im 19. Jahrhundert die Folge der Umbildung des Wertbegriffes nach dem Einbruch der Syphilis gewesen ist. Auch der Begriff des Zölibats im Mittelalter bedeutete zunächst nicht Keuschheit sondern nur Ehelosigkeit.

Wir wissen nicht, wie weitgehend die Gesamtbevölkerung durchinfiziert wurde, aber man kann wohl annehmen, daß es in Mitteleuropa keinen Menschen gibt, in dessen Familienanamnese nicht luetische Erkrankungen zu finden sind. Die angenommene Durchinfektion der Bevölkerung hat jedenfalls eine relative Immunität zur Folge. Während die Lu in den ersten Ausbreitungszeiten häufig schon im Primärstadium tödlich verlief, hat sich die Form der chronisch verlaufenden, relativ langen Infektionskrankheit erst später ausgebildet. Immerhin waren 1844 in Preußen 20% der Mannschaften in den größeren Garnisonen lueskrank. Eine scharfe Überwachung verminderte die Zahl auf 4%. In Wien waren 1850 10% der Spitalkranken wegen Lu aufgenommen. Nach dem zweiten Weltkrieg finden wir aber bei der grundsätzlichen Durchuntersuchung bei allen Krankenhausaufnahmen etwa 5% Lueskranke. Auch bei Betriebsuntersuchungen ist der gleiche hohe Prozentsatz zu finden. Etwa um 1900 waren in Berlin etwa 20% aller Männer und 15% aller Frauen von 30 Jahren luetisch infiziert. Im Jahre 1927 ergab eine Sticherhebung, daß pro Jahr auf 10000 Einwohner an Neuerkrankungen kamen:

In Hamburg	121 Go	24 Lu
„ Berlin	100 „	23 „
„ Hildesheim	29 „	8 „

In Hamburg ist dann die Zahl 1934 auf 77 Go und 16 Lu gesunken. Tatsächlich ist die Zahl der Geschlechtskranken bis zum Beginn des zweiten Weltkrieges erheblich zurückgegangen. Der zweite Weltkrieg brachte zunächst Infektionen beim Heer. Die Urlauber schleppten die Erkrankungen in die Heimat ein. Aber gegen Ende des Krieges mehrten sich die Infektionen, die sich Urlauber in der Heimat geholt hatten. Nach Kriegsende stiegen die Zahlen in der Wanderungsepoche zwischen 1945 und 1948 enorm. Nach 1948 waren im Bundesgebiet festgestellt:

Tabelle 6. An Neuerkrankungen auf 10000 der Bevölkerung:

		1949	50	51	52	53
Go.	m.	25	17	12	11	30
	w.	20	14	11	11	10
Lu.	m.	13	8	5	4	3
	w.	15	9	6	5	4

Es läßt sich darüber streiten, ob die Verbesserung nur durch die erheblichen Fortschritte in der Therapie erfolgt ist, oder ob sie auch das Ergebnis einer Zurückführung der Sexualmoral auf einen früheren Stand ist. Leider muß man feststellen, daß seit 1955 die Erkrankungsziffern wieder ansteigen, wenn uns auch leider genauere statistische Unterlagen dafür nicht mehr zur Verfügung stehen. Man muß annehmen, daß die durch die Besserung der Therapie erreichte Abnahme bis zum Jahre 1953 auf einen gewissen optimalen Stand gekommen ist, daß die seitherige Zunahme aber von der grundlegenden Änderung der Geschlechtsmoral nicht unabhängig ist.

Das 19. Jahrhundert kannte drei genau getrennte Kreise der Frauen:

1.) die Ehefrau, die die Forderung der alleinigen Bindung an den Ehemann erfüllte;
2.) das Verhältnis, eine feste Beziehung, in der die Frau und meist auch der Mann die Treue bewahren, solange das Verhältnis eben dauert; und
3.) die Prostituierte in verschiedenen gesellschaftlichen Abstufungen.

Der Mann begann seine Lebenserfahrungen bei der Prostituierten oder, in den günstigeren Fällen der sogenannten gehobenen Stände, beim Verhältnis. In den kleinbürgerlichen Kreisen und beim Arbeiter kannte man das Verhältnis meist nicht, oder es führte später zur Ehe, aber vorausgegangen war beim Mann auch in diesen Kreisen meist eine Erfahrung mit den Prostituierten. Schließlich aber weichen auch die Ehemänner allzu häufig wieder in den Verkehr mit Prostituierten aus.

Die heutige Situation ist wesentlich gelockert. Die voreheliche Keuschheit ist nicht nur beim Mann sondern auch bei der Frau aller Stände utopisch geworden.

Das Verhältnis wird von beiden Seiten nicht mehr als bindend betrachtet. Es entsteht eine neue Zwischenform, die Amatrice. Eine Frau, die ihren normalen Broterwerb in einem Beruf hat, aber daneben häufig wechselnde Geschlechtspartner. Der Gelderwerb wird ihr nebensächlich. Das erotische Vagantentum überwiegt. Diese Gruppe ist in allen Schattierungen in der Kriegs- und Nachkriegszeit bedeutend gewachsen. Da sie völlig fließend ist, entzieht sie sich jeder Reglementierung durch einen neuen sexuellen Sittenkodex.

Die Dirne, die von der Unzucht ihren täglichen Lebensunterhalt bestreitet, hat an Zahl bedeutend abgenommen. Damit sind auch ihre notwendigen Begleiterscheinungen wie Zuhältertum und Kriminalität bedeutend zurückgegangen.

Vom Manne aus gesehen ist die Suche des jungen Mannes nach einer Partnerin heute nicht mehr von einer solchen Schranke der Unberührbarkeit seiner Freundinnen abgeschirmt. Das erste sexuelle Erlebnis braucht er nicht bei der Dirne zu suchen. Entweder es kommt zu einem Gelegenheitsverkehr mit einer Amatrice, meist unter Alkoholeinfluß, oder zu einer echten Liebesbindung, die nun die Form eines Verhältnisses, einer Kameradschaftsehe oder einer Frühehe annimmt.

Der ältere, insbesondere der verheiratete Mann sucht den Wechsel des Sexualerlebnisses häufiger bei der Dirne oder bei der Amatrice. Dabei gibt es noch den Sonderfall der echten „hetaira“, das Sekretärinnenproblem.

Das Pendant zu der Amatrice ist der HwG-Mann, das, was man früher einen Don Juan nannte. Diese Ladykillers gibt es in allen Gesellschaftskreisen, und ihre Opfer sind sehr häufig hingabebereite Frauen, die glauben, ein ernstliches und einmaliges Liebeserlebnis zu haben.

Über diese Situation muß man sich im klaren sein, wenn man eine Bekämpfung der Geschlechtskrankheiten in Angriff nehmen will. Wir haben keine feste Sexualstruktur der Gesellschaft, und es ist aussichtslos, an einem Punkte alle Bekämpfungsmaßnahmen aufbauen zu wollen. Zwangsmaßnahmen, die sich gegen die Frau wenden, sind nicht mehr zeitgemäß und müssen versagen. Die bisherige gesetzliche Stellungnahme zu dem Problem der Sexualmoral und der GK zeichnet sich etwa so ab: Das preußische Landrecht, 1700, sieht die Rolle der Frau völlig einseitig. Es kennt einen Paragraphen, nach dem die Ansteckung eines anderen Menschen mit GK strafbar ist. Aus der Fassung geht nicht hervor, ob diese Strafbarkeit nur auf eine wissentliche Ansteckung oder auch auf eine unwissentliche Übertragung gegründet wird. Unzucht ist an sich strafbar. Eine Frau, die wegen Unzucht bestraft wurde, kann nach der Entlassung aus dem Gefängnis sich der Polizeiaufsicht unterstellen; sie wird dann in ein Bordell eingewiesen und ist aus der bürgerlichen Gesellschaft endgültig ausgeschlossen.

Zu diesem Bild gehören auch die Maßnahmen gegen die uneheliche Mutter. So wie heute die Abtreibung, war damals der Kindsmord das Delikt der unehelich geschwängerten Frau. Vergessen wir nicht, daß noch der Minister Goethe das Todesurteil gegen eine Kindsmörderin gegengezeichnet hat. Die Frau, die unehelich geboren hatte, war ehrlos. Das Gesetz verpflichtete sie, ihre Schwangerschaft einem Bürger anzuzeigen. Dieser trug die Verantwortung dafür, daß das Kind nach der Geburt versorgt wurde. Nur eine rasche Ehe konnte die Frau, die unehelich geboren hatte, oft vor der öffentlichen Auspeitschung retten.

1872 wurde erst in Preußen die gesundheitliche Überwachung der eingeschriebenen Dirnen eingeführt. Die Mädchen waren in den Bordellen praktisch durch Verschuldung vom Wirt abhängig. Wer einer Dirne eine Wohnung vermietete, wurde wegen Kuppelei schwer bestraft. Alle diese Maßnahmen richteten sich nur gegen die Frau, und zwar mit einer brutalen Härte. Es gehört zu der Strömung der Frauenemanzipation, daß um 1900 (in Deutschland 1902) Gesellschaften zur Bekämpfung der Geschlechtskrankheiten gegründet wurden, die sich vor allem gegen die Bordelle wandten. Das moralische Problem und das hygienische Problem wurden dabei miteinander vermischt. Die Vorstellung, durch die Abschaffung der Bordelle das Dirnentum zum Verschwinden zu bringen, ging von der Voraussetzung aus, daß die Prostitution im wesentlichen umweltbedingt und die Dirne erziehbar ist. Dem steht allerdings die praktische

Erfahrung gegenüber, daß sich die Dirnen im wesentlichen aus drei Gruppen rekrutieren:

a) Schwachsinnige mit früher Reifeentwicklung, die ihrer Triebhaftigkeit verfallen und nur durch Anstaltsunterbringung zu bewahren sind;

b) intellektuell vollwertige Frauen mit starker Triebhaftigkeit und mangelhaftem Bindungsvermögen in der Liebesbeziehung, die sogenannten frigiden Dirnen; diese sind heilbar, wenn es zu einer echten Bindung an einen Mann kommt;

c) Frauen, die durch schuldhaftes Verlassen des Mannes nach der Defloration innerlich unsicher werden.

Das gefährdete Alter liegt für die Frau zwischen dem 15. und dem 20. Lebensjahr. Tatsächlich haben diese Altersgruppen in der Nachkriegszeit die größten GK-Ziffern gezeigt. Echte vorbeugende Maßnahmen sind also:

1. Hilfsschulbetreuung,
2. Schutzaufsicht, und
3. Fürsorgeerziehung

Das betrifft aber nur einen beschränkten Kreis von Frauen. Die Schwierigkeit beginnt bei der Definition der gefährdeten Personen. Es gehört zu einer jugendlichen Entwicklung, daß eine gewisse Sturmperiode in Liebesdingen durchgemacht wird. Insofern ist jeder in Gefahr. Zieht man den Kreis also zu weit, so wird dem Muckertum Vorschub geleistet.

Tatsächlich geht die Änderung der gesetzlichen Vorschriften in den Jahren 1927 und 1953 darauf hinaus, das Problem der sexuellen Ordnung unserer Gesellschaft von der Bekämpfung der GK zu trennen. Es wird also in beiden Gesetzen nicht mehr von Dirnen gesprochen, sondern nur von HwG-Personen. Die entscheidenden Eckpunkte beider Gesetze sind die Verpflichtung zur Behandlung für den GK, die gesetzliche Möglichkeit der Überwachung jedes GK oder der Übertragung einer GK Verdächtigen, und drittens die Suche nach der Infektionsquelle. Grundsätzlich sind Mann und Frau vor dem Gesetz gleich. In der Zeit von 1927 bis Kriegsbeginn hat die Zahl der GK unter dem Reglement des alten GK-Gesetzes deutlich abgenommen. Aber seine liberalen Bestimmungen konnten die Zunahme während des Krieges und in der Besatzungszeit nicht verhindern. Die Besatzungsmächte haben deshalb wieder ein altes strenges Regime eingeführt mit der Meldepflicht jedes GK und mit Razzien nach verdächtigen Personen, wobei sie sich in alterprobter Weise auf die Frauen beschränkt haben. Geholfen haben diese Maßnahmen nichts. Nur die Wiederherstellung eines geordneten Gefüges in Deutschland und die Verbesserung der wirtschaftlichen Verhältnisse seit 1948 haben in Verbindung mit den Erfolgen der Therapie eine Verminderung der Erkrankungen herbeigeführt. Es war 1953 höchste Zeit, die Polizeimaßnahmen der Besatzungszeit wieder durch ein liberales Gesetz abzulösen. Dieses neue Gesetz hielt an den Grundsätzen des Gesetzes von 1927 fest. Träger der Bekämpfung wurde das Gesundheitsamt, das verpflichtet ist, eine Beratungsstelle für GK einzurichten. Die Ausschaltung der Infektionsquellen ist Aufgabe des Gesundheitsamtes. Die Ärzte haben keine Meldepflicht mehr. Sie sind nur verpflichtet, diejenigen Personen zu melden, die sich der Behandlung entziehen. Voraussetzung dafür war die Übernahme der Pflicht der Suche nach der Infektionsquelle. Leider hat diese Infektionsquellensuche durch den behandelnden Arzt kaum Erfolge gehabt. Einzelheiten der Bestimmungen s. S. 58.

Tatsächlich bleibt es vorwiegend Aufgabe der Gesundheitsämter, die bekannten Dirnen zu überwachen und den Personenkreis der Amatrices im Auge zu behalten. Ihre Funktion gründet sich auf die Bestimmung des Gesetzes, daß Personen, die dringend verdächtigt sind, geschlechtskrank zu sein und GK weiterzuverbreiten, dem Gesundheitsamt ein Zeugnis über ihren Gesundheitszustand vorlegen müssen. Das Gesundheitsamt kann in begründeten Fällen die Untersuchung in der Beratungsstelle oder bei bestimmten Ärzten anordnen oder eine Krankenhausbeobachtung anschließen. Häufiger Wohnungswechsel erschwert die Überwachung. In Nordrhein-Westfalen besteht deshalb eine Suchkartei, an die bekannte HwG-Personen, die verzogen sind, gemeldet werden. Sie erleichtert die Feststellung bei dem Auftauchen dieser Personen an anderer Stelle. Angezeigt werden im allgemeinen nur unbekannte Personen, bei denen sich der Partner im Gelegenheitsverkehr angesteckt hat. In Köln wurden in einem Jahr 753 Personen gemeldet, wovon 76% ermittelt wurden. In Berlin waren 1956 4800 Anzeigen; 2230 Personen konnten ermittelt werden, davon waren 1680 geschlechtskrank.

Entscheidend ist die Änderung im Strafgesetz. Als Kuppelei gilt insbesondere die Unterhaltung eines Bordells oder eines bordellähnlichen Betriebs. Es darf aber einer HwG-Person Wohnung gewährt werden, wenn damit nicht ein Ausbeuten der Person, der die Wohnung gewährt ist, oder ein Anwerben oder ein Anhalten dieser Person zur Unzucht verbunden ist. Die Praxis hat dazu geführt, daß die Frauen selbst gemeinsame Wohnungen suchten und also bordellähnliche Wohngemeinschaften entstanden sind. Es ist also in manchen Punkten ein uralter Tatbestand nur mit anderem Namen versehen worden. So ist die Unzucht zwar nicht verboten, aber die öffentliche Aufforderung zur Unzucht wird bestraft. Wer gewohnheitsmäßig zum Erwerbe Unzucht treibt, darf das nicht in der Nähe von Kirchen oder in einer Wohnung mit Kindern oder jugendlichen Personen tun. In Gemeinden mit weniger als 20000 Einwohnern kann gewerbliche Unzucht überhaupt verboten werden.

Jedenfalls zeigt die jüngste Entwicklung, daß nicht davon die Rede sein kann, daß die GK durch die moderne Therapie verschwinden. Sie sind auch nicht weniger gefährlich geworden. In der Lu ist durch Scheinerfolge einer prophylaktischen Behandlung oder einer Go-Behandlung die Chance für den Neurolues leider gestiegen.

Gesetz zur Bekämpfung der Geschlechtskrankheiten vom 23. Juli 1953 (BGBl. I S. 700)

Auszug der wichtigsten Bestimmungen

§ 1

Geschlechtskrankheiten im Sinne dieses Gesetzes sind:

1. Syphilis (Lues)
2. Tripper (Gonorrhoe)
3. Weicher Schanker (Ulcus molle)
4. Venerische Lymphknotenentzündung. ......

§ 2

(1) Die Bekämpfung der Geschlechtskrankheiten umfaßt Maßnahmen zur Verhütung, Feststellung, Erkennung und Heilung der Erkrankung, sowie die vorbeugende und nachgehende Gesundheitsfürsorge. Zu diesem Zweck werden die Grundrechte auf körperliche Unversehrtheit (Art. 2 Abs. 2 Satz 1 des Grundgesetzes) und auf Freiheit der Person (Art. 2 Abs. 2 Satz 2 des Grundgesetzes) eingeschränkt.

(2) Die Durchführung dieser Aufgabe obliegt den Gesundheitsämtern. ......

§ 3

(1) Wer an einer Geschlechtskrankheit leidet und dies weiß, oder den Umständen nach annehmen muß, ist verpflichtet,

1. sich unverzüglich von einem in Deutschland bestallten oder zugelassenen Arzt untersuchen und bis zur Beseitigung der Ansteckungsgefahr behandeln zu lassen, sowie sich den notwendigen Nachuntersuchungen zu unterziehen;
2. sich in ein geeignetes Krankenhaus zu begeben, wenn das Gesundheitsamt dies anordnet. .....

§ 4

(1) Geschlechtskranke sowie solche Personen, die dringend verdächtig sind, geschlechtskrank zu sein und Geschlechtskrankheiten weiterzuverbreiten, haben dem Gesundheitsamt auf Verlangen, gegebenenfalls wiederholt, ein Zeugnis eines in Deutschland bestallten oder zugelassenen Arztes über ihren Gesundheitszustand vorzulegen.

(2) Das Gesundheitsamt kann in begründeten Fällen die Untersuchung in der Beratungsstelle oder bei bestimmten Ärzten anordnen. Bei unklarem Untersuchungsbefund oder Gefahr der Verschleierung kann Beobachtung in einem geeigneten Krankenhaus befristet angeordnet werden. ......

§ 6

(1) Wer an einer Geschlechtskrankheit leidet, hat sich des Geschlechtsverkehrs zu enthalten. ....

(2) Wer geschlechtskrank ist oder zu irgendeiner Zeit an Syphilis gelitten hat, ist verpflichtet, sich unmittelbar vor Bestellung des Aufgebots zur Eheschließung von einem in Deutschland bestallten oder zugelassenen Arzt oder in einer Beratungsstelle daraufhin untersuchen zu lassen. ....

§ 7

(1) Eine Frau, die geschlechtskrank ist, darf kein fremdes Kind stillen und ihre Milch nicht abgeben. ....

(4) Wer an einer Geschlechtskrankheit leidet oder zu irgendeiner Zeit an Syphilis gelitten hat, darf kein Blut spenden. ....

§ 9

(1) Die Untersuchung auf Geschlechtskrankheiten und Krankheiten oder Leiden der Geschlechtsorgane sowie ihre Behandlung ist nur den in Deutschland bestallten oder zugelassenen Ärzten gestattet. ......

§ 10

(1) Jeder Arzt hat die Untersuchung oder Behandlung nach den Grundsätzen der wissenschaftlichen Erkenntnis durchzuführen. Er muß über diese Behandlung genaue Aufzeichnungen machen. ......

§ 11

(1) Ergibt die Untersuchung einer Person das Vorliegen einer Geschlechtskrankheit oder den begründeten Verdacht einer solchen, so hat der Arzt den Kranken über die Art seiner Krankheit, die Übertragungsgefahr, die dem Kranken auferlegten Pflichten und die Folgen der Nichterfüllung durch Aushändigung und Erläuterung eines amtlichen Merkblattes zu unterrichten. Der Kranke muß den Empfang des Merkblattes und die erfolgte Belehrung schriftlich bestätigen. ....

§ 12

(1) Ein Geschlechtskranker ist von dem behandelnden Arzt namentlich dem Gesundheitsamt zu melden, wenn der Kranke

1. sich weigert, die vom Arzt verordnete Behandlung zu beginnen oder fortzusetzen . ....
2. nach der Überzeugung des Arztes durch seine Lebensweise oder seine allgemeinen Lebensumstände eine ernste Gefahr der Übertragung auf andere bildet;
3. offensichtlich falsche Angaben über die Ansteckungsquelle oder die durch ihn gefährdeten Personen macht, oder
4. das 18. Lebensjahr noch nicht vollendet hat . .....

§ 13

(1) Ein Arzt, der eine Geschlechtskrankheit feststellt, ist verpflichtet, mit den ihm zur Verfügung stehenden und zumutbaren Mitteln zu versuchen, die mutmaßliche Ansteckungsquelle und die Personen zu ermitteln, auf die der Kranke die Geschlechtskrankheit übertragen haben könnte. ....

§ 15

(1) Die Gesundheitsämter müssen geeignete Maßnahmen treffen, um geschlechtskranke Personen und solche, bei denen die begründete Befürchtung besteht, daß sie angesteckt werden und Geschlechtskrankheiten weiterverbreiten, festzustellen und gesundheitsfürsorgerisch zu beraten und zu betreuen.

(2) Zur Feststellung, Untersuchung und Beratung geschlechtskranker Personen sowie zur Sicherung der Behandlung dieser Personen haben sie Beratungsstellen für Geschlechtskranke einzurichten. . .

§ 18

(1) Das Gesundheitsamt kann durch die zuständige Verwaltungsbehörde vorführen lassen:

1. einen Geschlechtskranken, der sich weigert, sich untersuchen oder behandeln zu lassen oder sich auf Anordnung des Gesundheitsamtes in ein Krankenhaus zu begeben (§ 3 Abs. 1);
2. eine Person, die dringend verdächtig ist, geschlechtskrank zu sein und Geschlechtskrankheiten weiterzuverbreiten, wenn sie sich weigert, ein Zeugnis über ihren Gesundheitszustand vorzulegen oder sich zur Beobachtung in ein Krankenhaus zu begeben (§ 4 Abs. 1 u. 2), oder wenn sie keinen festen Wohnsitz hat.

(2)..... Ergibt sich die Notwendigkeit einer Behandlung oder Beobachtung, so hat das Gesundheitsamt den Geschlechtskranken oder Krankheitsverdächtigen aufzufordern, sich in einem Krankenhaus aufnehmen zu lassen. Weigert er sich, dieser Anordnung Folge zu leisten, so ist er sofort, spätestens am Tage nach der Festnahme dem Amtsgericht mit dem Antrag auf zwangsweise Einweisung in ein Krankenhaus vorzuführen. ......

§ 19

Die Polizeibehörden haben Personen, die sie in Verwahrung genommen oder vorläufig festgenommen haben, vor ihrer Freilassung dem Gesundheitsamt zur Untersuchung vorzuführen. ....

§ 22

(1) Die Kosten der Untersuchung einer Person, die glaubt, an einer Geschlechtskrankheit zu leiden, sowie die Kosten der notwendigen Krankenpflege Geschlechtskranker werden getragen:

1. .... von dem Träger der Krankenversicherung ....
2. von dem zuständigen Rentenversicherungsträger, wenn die Inanspruchnahme einer Krankenkasse durch eine versicherte Person die Untersuchung oder Heilbehandlung erschweren würde; ....
3. im übrigen aus öffentlichen Mitteln, falls die Person die Kosten .... nicht selbst tragen kann. ....

....

VII. Fürsorge für behinderte Personen

Schon die Überschrift charakterisiert das Problem, mit dem wir es zu tun haben. Unter einer Person verstehen wir einen Menschen in seiner Einheit als körperliche Gestalt und seelisch-charakterliche Formung. Sprechen wir von Persönlichkeit, so ist die in sich geschlossene, der Umwelt volltüchtig gegenüberstehende Ausprägung des Individuums besonders deutlich. Es gibt aber eine Anzahl von Menschen, die nicht im vollen Besitze ihrer körperlichen Fähigkeiten oder auch ihrer geistigen Kräfte sind. Das sind die in ihrem Bewegungsapparat behinderten, die man als Krüppel zu bezeichnen pflegt, das sind die nicht vollsinnigen Menschen, die Blinden, Schwachsichtigen, die Tauben, Schwerhörigen und Sprachbehinderten; dazu gehören aber auch die geistig Behinderten, die Schwachsinnigen, die Epileptiker und die Geisteskranken.

Die Existenz dieser Menschen in der Gesellschaft war stets kummervoll. Soweit sie die Familie nicht in ihrem Kreise behütete und pflegte, waren sie auf Almosen angewiesen. Die Krüppel saßen als Bettler an den Straßen; die Blinden waren Bänkelsänger oder Leierkastenmänner. Bei allen schwerer Beschädigten scheiterten die Versuche, Arbeit zu leisten, an dem Fehlen einer ärztlichen Versorgung. Ärztliche Hilfe allein aber bleibt zwecklos, ohne daß die Einordnung in das soziale Gefüge durch eine zweckmäßige Erziehung und Ausbildung erreicht wird. Das Ziel muß sein, dem Behinderten ein sinnvolles Leben im Rahmen der menschlichen Gemeinschaft zu ermöglichen und auch dem Schwerbeschädigten ein menschenwürdiges Dasein zu gewähren. Diese Aufgabe der Eingliederung des Behinderten in das soziale Leben nennt man Rehabilitation.

An dem Beispiel der Entwicklung der Hilfe für die körperlich Behinderten soll gezeigt werden, wie im Laufe der Entwicklung dieses Problem fortschreitend immer besser gelöst wurde. Am Anfang stand auch hier die caritative Hilfe. Die Aufnahme Schwerbehinderter in Krüppelheime schuf erst die Voraussetzung dafür, daß sich der Arzt mit dem Leiden beschäftigte und gab die Erkenntnis, daß eine ganze Reihe von Leiden sehr wohl zu bessern, ja sogar zu beseitigen waren. Die Entwicklung der Orthopädie als Zweig der Chirurgie in den Jahren seit 1870 brachte hier unter der Führung von Biesalski wichtige Fortschritte. Das gilt sowohl für die chirurgische Korrektur von Schäden als auch für den unterstützenden Ausgleich durch orthopädische Apparate.

Gleichzeitig gab das Krüppelheim die Möglichkeit der Wissensvermittlung, sowohl des Schulwissens als auch der Berufsausbildung. Jede schwerere orthopädische Erkrankung bringt meist langdauernde Schulversäumnisse mit sich.

Der durchschnittliche Schuljahresrückstand beträgt auch heute noch bei der Aufnahme in orthopädische Heil- und Erziehungsanstalten 2 Jahre.

Die Berufsausbildung der Körperbehinderten erstreckte sich zunächst auf Handwerkerberufe: Korbmacherei, Bürstenbinderei, Buchbinderei für die Knaben und vorwiegend Schneiderei und Weißnäherei für die Mädchen. Dazu kam infolge der Herstellung orthopädischer Behelfe in den Anstalten der Orthopädie-Mechaniker als wohl gehobenste Form der alten Ausbildung. Allerdings setzt er neben erheblicher Intelligenz doch eine ziemlich große körperliche Leistungsfähigkeit voraus. Diese alten Krüppelberufe sind heute zum großen Teil nicht mehr konkurrenzfähig. Es hat sich gezeigt, daß bei der Entlassung aus der Lehre ein Korbmacher z. B. niemals dazu kam, sich seinen vollen Lebensunterhalt zu verdienen. Wenn es ihm nicht glückte, sich für einige Spezialarbeiten, z. B. das Einflechten von Stuhlsitzen oder von Geflechten in Möbeln auszubilden, so blieb er an den Reparaturen hängen. Für diese konnte bei dem billigen Preis der maschinenhergestellten Waren kein angemessener Lohn bezahlt werden. Es ist also entweder so, daß die Familie weiter für den Körperbehinderten sorgt und lediglich ein kleiner Zufallsverdienst erzielt wird, oder daß er abwandern muß und einen Platz in der Industrie, in diesem Fall eben nur als Hilfsarbeiter auf einer sehr beschränkten Anzahl von Arbeitsplätzen, sucht. Es gibt lange nicht soviele Portierstellen, als sie von Körperbehinderten gesucht werden. Außerdem sind sie gesetzlich zunächst einmal den Kriegsbeschädigten vorbehalten. In großem Umfang ist jetzt auch die Berufsausbildung für Büroberufe in Angriff genommen worden, und dabei werden recht erhebliche Ergebnisse erzielt. In Einzelfällen gelingt es sogar, Ohnhänder volltauglich für einen Bürobetrieb zu machen. Die moderne Ausbildung geht darauf aus, den Körperbehinderten für die maschinelle Serienfertigung zu schulen.

Diese Entwicklung der Fürsorge für die Körperbehinderten wäre ohne die beiden Kriege wohl nicht so stark vorangetrieben worden; denn nach dem ersten Krieg trat die Diskrepanz zwischen der Versorgung der Kriegsbeschädigten und der sogenannten Zivilkrüppel allzu deutlich zutage. Um wieviele Menschen handelte es sich dabei? Eine Reichszählung der Krüppel, also doch wohl nur der Schwerbeschädigten, ergab im Jahre 1906 98 000 Krüppel, davon waren heimpflegebedürftig 48 000; aber nur ein verschwindend kleiner Prozentsatz war wirklich untergebracht.

Die Volkszählung 1950 ergab 522 934 Körperbehinderte, davon Schwerbeschädigte mit mehr als 50% Erwerbsbehinderung 344 104. Nach Abzug der Berufs- und Unfallgeschädigten, die durch die Berufsgenossenschaft versorgt werden, verbleiben 200 000 Körperbehinderte, deren Versorgung einer Regelung bedarf.

Das preußische Krüppelgesetz von 1920 ging von dem Gedanken der orthopädischen Vollanstalt aus, in der Klinik, Schule, Berufsausbildung vereint sind. In dem Gesetz war eine Meldepflicht an das Jugendamt vorgesehen; es legte den Gemeinden — später den Bezirksfürsorgeverbänden — die Pflicht der

Fürsorge für die Jugendlichen auf, welche bis zur Erwerbsbefähigung behandelt und ausgebildet werden sollten. Die Beschränkung auf die Jugendlichen war aus der finanziellen Unmöglichkeit entstanden. Öffentliche Hilfe war nur für hilfsbedürftige Personen im Sinne der allgemeinen Fürsorge vorgesehen. Es zeigte sich bald, daß die langwierige orthopädische Behandlung und Berufsausbildung für den Mittelstand eine untragbare Last war, die entweder zur völligen Verarmung oder zur Unterlassung notwendiger Maßnahmen führte.

Die Grundgedanken der Fürsorge für die körperbehinderten Personen sind:

1. Erfassung

Besonders wichtig ist diese bei den angeborenen Leiden, Klumpfuß, Hüftgelenksluxation, Spaltbildungen. Bei den erworbenen Leiden ist vor allem bei der Poliomyelitis das frühzeitige Einsetzen der orthopädischen Behandlung von größter Bedeutung. Auch bei leichten Fällen wird rechtzeitige orthopädische Betreuung häufig unterlassen. Spätschäden sind dann oft nicht mehr reparierbar. Auch bei der Knochentuberkulose und bei Unfallschäden ist die frühzeitige kunstgerechte Behandlung notwendig.

2. Behandlung

Die orthopädische Behandlung muß ausreichend, d. h. operativ, gymnastisch und orthopädisch-technisch nach dem neuesten Stand sein. Sie ist stets langzeitig und kann nur in den seltensten Fällen ambulant erfolgen.

3. Erziehung und Ausbildung

a) Zu einem der Intelligenz angemessenen oberen Wissensstand. Bei der starken körperlichen Behinderung ist es notwendig, daß die intellektuellen Fähigkeiten bis zur größten Möglichkeit ausgenützt werden, d. h. daß bei fähigen Kindern das Abitur, ja das Universitätsstudium erreicht wird. Ein begabter junger Mann kann so trotz eines schweren Körperschadens voll leistungsfähig und voll verdienend werden.
b) Die Ausbildung zu einer beruflichen Tätigkeit.

4. Arbeitsvermittlung und Betriebsbetreuung

Nach Abschluß der beruflichen Ausbildung in der orthopädischen Anstalt ist die Vermittlung des richtigen Arbeitsplatzes von besonderer Bedeutung. Sehr oft muß dieser Arbeitsplatz adaptiert werden. Es ist außerdem eine dauernde Fürsorge im Betrieb notwendig, sei es durch den Betriebsarzt, sei es in der Zusammenarbeit der Fürsorgestelle für Körperbehinderte mit dem Betrieb.

5. Eine laufende Überwachung und Betreuung ist erforderlich

Das Schicksal teurer Prothesen und orthopädischer Apparate, die ungenutzt in der Ecke stehen, ist betrüblich. Poliokinder, die in leidlichem Zustand entlassen wurden, verschlampen, vergessen ihre Übungen und zeigen schon nach einem Jahr eine Verschlechterung, die dann mit Mühe wieder aufgeholt werden muß.

6. In sinnvoller Abänderung müssen diese Grundsätze auch bei den *dauernd pflegebedürftigen Körperbehinderten* durchgesetzt werden.

Das Körperbehindertengesetz von 1957 brachte eine Ausweitung des seinerzeitigen preußischen Krüppelfürsorgegesetzes auf das gesamte Bundesgebiet. Es erweiterte den Kreis der betreuten Personen auf alle Altersklassen unter Ausnahme der reinen Altersleiden. Die Meldepflicht des alten Krüppelfürsorgegesetzes ist weggefallen. Träger der ärztlichen Maßnahmen wurde das Gesundheitsamt. Anstelle der weggefallenen Meldepflicht wurden Ärzte, Hebammen, Lehrer etc. verpflichtet, die Erziehungsberechtigten über die Möglichkeiten der Hilfe nach diesem Gesetz aufzuklären. Falls der Körperbehinderte oder, bei der großen Anzahl der Minderjährigen, die Erziehungsberechtigten daraufhin nicht die notwendigen ärztlichen und Eingliederungsmaßnahmen einleiten, ist dem Gesundheitsamt Mitteilung zu machen. Die Gesundheitsämter haben gemeinsam mit den Fürsorgeverbänden Krüppelfürsorgestellen zu unterhalten. Die segensreiche Einrichtung des Landesarztes für Körperbehindertenfürsorge wurde gesetzlich verankert. Ihm obliegt die orthopädische Fachberatung der Krüppelfürsorgestellen der Gesundheitsämter durch die Einrichtung von Sprechtagen, die Erstattung von Gutachten für die Landesbehörden und die regelmäßige Unterrichtung der mit der Durchführung des Gesetzes betrauten Behörden über Erfolg, notwendige Maßnahmen etc.

Die Aufbringung der Mittel für die Körperbehindertenfürsorge wurde den Landesfürsorgeverbänden übertragen, da kleine Bezirksfürsorgeverbände durch die hohen Summen eines einzelnen Falles über ihr Vermögen beansprucht werden können. Der wesentliche Fortschritt ist aber die Einsicht, daß auch Familien, welche unter normalen Verhältnissen durchaus in der Lage sind, ihren Lebensunterhalt zu bestreiten, durch eine schwere orthopädische Erkrankung eines Mitglieds über Gebühr beansprucht sind, daß es also nicht möglich ist, die Bestimmungen der allgemeinen Fürsorge anzuwenden, die die völlige Erschöpfung eigener Mittel zur Bestreitung des Lebensunterhalts voraussetzen, wenn öffentliche Hilfe eintreten soll. Es wurde deshalb die Einkommensgrenze, bis zu der die Kosten für die Behandlung und die Eingliederung eines Körperbehinderten von der öffentlichen Hand getragen werden, wesentlich heraufgesetzt, d. h. bis zu dem Satz der Versicherungspflicht für die allgemeine Krankenkassen. Auch bei einem darüber hinausgehenden Einkommen soll die Beteiligung der Familie an den entstehenden Kosten in einem tragbaren Verhältnis zu ihrem Einkommen stehen.

Bei der Schaffung des Sozialhilfegesetzes, das ein zusammenfassendes Gesetz für alle Begriffe der öffentlichen Hilfe bei Notständen ist, wurde sachlich inhaltlich die Regelung für das Körperbehindertengesetz ebenso wie für das Tuberkulosehilfegesetz beibehalten. Doch wurde das Gesetz selbst in das Sozialhilfegesetz eingebaut, und es hat dabei eine wesentliche Erweiterung erfahren. In der Gesamtgliederung des Sozialhilfegesetzes finden wir als Abschnitt II die Hilfe zum Lebensunterhalt. Dieser Abschnitt entspricht den bisherigen allgemeinen Fürsorgegrundsätzen und dient der Unterstützung allgemein und meist dauernd hilfsbedürftiger Personen. Ihm schließt sich an ein Abschnitt III – Hilfe in besonderen Lebenslagen. Für diesen ganzen Abschnitt wurden die Grundsätze übernommen, die beim Tuberkulosehilfegesetz und beim Körperbehindertengesetz entwickelt wurden. Er umfaßt außer den beiden genannten Gesetzen eine besondere Hilfe zum Aufbau und zur Sicherung der Lebensgrundlage, Ausbildungshilfe, vorbeugende Gesundheitshilfe, Krankenhilfe, Hilfe zur Pflege und zur Weiterführung des Haushalts sowie für Gefährdete und für Alte. Die wichtigen Paragraphen des Gesetzes finden sich Seite 69.

In der Praxis läuft die Versorgung eines Körperbehinderten in der Weise, daß entweder durch den Antrag eines Erziehungsberechtigten nach der Aufklärung durch den Arzt oder aufgrund einer Meldung vom Gesundheitsamt und dessen Fürsorgerin die notwendigen Erhebungen gemacht werden, um das Verfahren zu beantragen, d.h. festzustellen, daß der Betreffende unter die durch das Gesetz begünstigten Personen fällt. Das Gesundheitsamt stellt den Heil- und Eingliederungsplan in großen Zügen auf und leitet den Antrag an den Bezirksfürsorgeverband. Von diesem müssen die Einkommensverhältnisse geprüft und festgestellt werden, welchen Beitrag die Familie evtl. selbst leisten kann. Der Antrag geht dann zum Landesarzt, der seinerseits festzustellen hat, ob eine Körperbehinderung im Sinne des Gesetzes vorliegt, und ob die vorgesehenen Maßnahmen zweckmäßig und notwendig sind. Auch der frei praktizierende Arzt kann unmittelbar über den Landesarzt ein Heilverfahren beantragen. Der Landesarzt gibt dann den Antrag zur Erledigung der wirtschaftlichen Fragen an den Landesfürsorgeverband. Dieser Weg ist weniger rasch, deswegen abzuraten. Zweckmäßig wendet sich der praktische Arzt im Einverständnis mit dem Patienten sofort an das Gesundheitsamt. Nur auf diesem Wege kann auch sofort die Kostenfrage geklärt werden, denn das Körperbehindertengesetz entlastet die zuständige Ortskrankenkasse und auch die Rentenversicherung nicht. Die Ortskrankenkasse ist jedenfalls verpflichtet, im Rahmen der allgemeinen Vorschriften und ihrer Satzungen die Kosten der Krankenpflege zu tragen. Bei dem sehr komplizierten Zusammenarbeiten verschiedener Stellen in der Körperbehindertenfürsorge ist eine Regelung durch ein solches Gesetz dringend erforderlich. Niemand hat hier einen Vorrang vor dem anderen. Im Gesetz ist ausdrücklich betont, daß die Körperbehindertenfürsorge ein gemeinsames Anliegen aller hierzu befugten Stellen und Personen ist. Dazu gehört vor allem, daß jeder der Beteiligten es dankbar begrüßt, wenn von irgendeiner Seite die Initiative ergriffen wird; denn von der rechtzeitigen Einleitung der Fürsorge und Heilmaßnahmen hängt der Erfolg in der Krüppelfürsorge in ganz besonderem Umfange ab.

VIII. Soziale Hilfeleistung

Menschen, die nicht in der Lage waren, ihren Lebensunterhalt selbst zu erwerben, und die auch nicht von Angehörigen unterhalten werden konnten, haben schon seit dem Mittelalter eine Unterstützung aus öffentlichen Mitteln erhalten. Aus dieser in den Städten des Mittelalters entstandenen Gewohnheit entwickelte sich das Armenrecht, wie es in den Ländern des Deutschen Reiches bis zum Jahre 1918 gültig war. Merkmal dieses Armenrechts ist die Bindung dieser Verpflichtung an den Unterstützungswohnsitz, d. h. im allgemeinen den Ort der Geburt. Wer vom Lande in die Stadt kam, erwarb nur mit dem Bürgerrecht der Stadt auch den Unterstützungswohnsitz. Im anderen Falle fiel er bei eintretender Bedürftigkeit seiner Heimatgemeinde zur Last. Die Leistungen der Gemeinde beschränkten sich im allgemeinen auf den notdürftigen Lebensunterhalt: Unterbringung im Armenhaus oder Arbeitshaus, Nahrung als Naturalleistung in kaum zulänglicher Form.

Mit der Hebung des allgemeinen Lebensstandards billigte man auch dem Hilfsbedürftigen eine bessere Leistung zu. Der entscheidende Schritt geschah durch die vollständige Neuordnung der Fürsorgepflicht im Jahre 1924. Anstelle der oft wenig leistungsfähigen Gemeinden wurde der Bezirksfürsorgeverband, Kreis oder Stadt, Träger der öffentlichen Fürsorge. Der zu gewährende notwendige Lebensunterhalt wurde definiert und umfaßte außer Nahrung und Wohnung auch Bekleidung, ärztliche Behandlung etc. Für Alte und Kranke sollte durch die Leistung der Rentenversicherung gesorgt werden. Die erste Geldentwertung 1923 entwertete auch die Renten. Eine neue Gruppe Hilfsbedürftiger kam dazu, die sogenannten Kleinrentner, denen man mit Rücksicht auf ihre bisherige soziale Stellung den ärmlichen Lebensstil der Hilfsbedürftigen nicht zumuten konnte. Neben der allgemeinen Fürsorge entstand so eine Sonderfürsorge. Außerdem zeigte sich, daß bei der Heilung und Betreuung körperbehinderter Personen Kosten entstanden, die nicht nur für Hilfsbedürftige der untersten Einkommensklassen unerschwinglich waren, sondern auch für Personenkreise, welche ihren normalen Lebensunterhalt selbst verdienen konnten. Dasselbe wurde bei einer Tuberkuloseerkrankung festgestellt. Das preußische Gesetz über die Krüppelfürsorge sah neben den Leistungen für die Heilbehandlung auch Leistungen für Erziehung, Ausbildung und Unterstützung vor (1927). Für die Gruppe der Tuberkulosekranken wurde in der Verordnung über die Tuberkulosehilfe von 1942 eine ähnliche Regelung getroffen.

In der Bundesrepublik ist dann das Krüppelfürsorgegesetz und die Tuberkulosenhilfeverordnung durch besondere Gesetze über die Fürsorge für Körperbehinderte (1957) und über die Tuberkulosehilfe (1959) ersetzt worden.

Auch die soziale Fürsorgeleistung bedurfte einer Erneuerung. Die Kleinrentnerfürsorge als Sonderleistung war von den Siegermächten bei Kriegsende verboten worden. Durch die Währungsumstellung und die Flüchtlingsbewegung entstanden neue große Gruppen von Hilfsbedürftigen, die nicht nach dem Maßstab der alten Armenfürsorge für sozial minderwertige Personen behandelt werden konnten. Im Rahmen der geplanten umfassenden Sozialreform, deren Anliegen Muthesius und Achinger als „neue Verteilung des Sozialproduktes" definiert hatten, ist durch das Bundessozialhilfegesetz vom 30. Juni 1961 ein neues umfassendes Gesetz über die Hilfeleistung des Staates bei einer dauernden Notlage und in besonderen, vom Einzelnen nicht mehr gemeisterten Lebenslagen geschaffen worden. In dieses Gesetz wurde die Fürsorge für die körperbehinderten Personen — erweitert auf Behinderte im allgemeinen — einbezogen. Eine besondere Blindenhilfe, eine Hilfe zur Pflege, zur Weiterführung des Haushaltes, sowie eine Hilfe für Gefährdete und die Altenhilfe runden den Begriff der „besonderen Lebenslagen" ab.

Die Kenntnis dieser Hilfemöglichkeiten ist für den Arzt unerläßlich. In vielen Fällen ist die geleistete Sozialhilfe eine wesentliche Voraussetzung für die Wiederherstellung nach Krankheiten oder die Erleichterung des Lebens eines dauernd leidenden Menschen.

Die wichtigsten Bestimmungen des Gesetzes sind deshalb anschließend angeführt.

Da es nicht zumutbar ist, den Krankenhausarzt oder den praktizierenden Arzt mit den einzelnen Möglichkeiten der Hilfeleistung zu belasten, soll er sich in allen Fällen, in denen es möglich ist, durch soziale Hilfeleistungen den Heilerfolg zu bessern, an die zuständigen Verwaltungsstellen wenden. Das sind:

1.) In allen Fällen der wirtschaftlichen Hilfe die Sozialämter der Kreise und Städte. Für jeden Bezirk ist eine Fürsorgerin — Sozialarbeiterin — zuständig. Sie ist der wichtige Gesprächspartner des Arztes, wenn er für seine Patienten etwas aus der öffentlichen Sozialhilfe erhalten will. Der praktische Arzt muß die Fürsorgerinnen, die in seinem Praxisbereich tätig sind, kennen, und mit ihnen laufende Verbindung halten. Für seine Praxis ist das gewiß von Nutzen. Auch im Krankenhaus ist die soziale Hilfeleistung nicht zu entbehren. In zunehmendem Maße werden deshalb Krankenhausfürsorgerinnen eingestellt, welche durch die Erhebung der sozialen Anamnese den Arzt bei der Erkennung der Krankheit und ihrer Ursachen unterstützen, und welche durch soziale Hilfeleistungen während des Krankenhausaufenthaltes, insbesondere bei der Vorbereitung der Entlassung, zur Sicherung des Heilerfolges beitragen.
2.) Bei der Hilfe für Personen mit körperlicher Behinderung und bei der Hilfe für die Tuberkulosekranken ist der gegebene Partner des praktizierenden Arztes das Gesundheitsamt. Die Zusammenarbeit mit dem Gesundheitsamt in der Tuberkulosefürsorge ergibt sich aus der Meldepflicht ansteckender Krankheiten. Darüber hinaus aber vermittelt das Gesundheitsamt, dem die

Tuberkulosefürsorgestelle eingegliedert ist, alle notwendigen Sozialleistungen, vom Heilverfahren bis zur wirtschaftlichen Unterstützung.
Bei den Körperbehinderten geht die Aufgabe der Rehabilitierung dieser Personen über die Möglichkeiten des praktizierenden Arztes, auch des Facharztes und der Fachklinik, hinaus. Es muß deshalb stets ein umfassender Heilplan aufgestellt werden, um das reibungslose Ineinanderarbeiten der ärztlichen und sozialen Hilfeleistungen einschließlich der Berufsausbildung unter Heranziehung der verschiedenen Kostenträger zu ermöglichen. Bei den regelmäßig entstehenden sehr hohen Kosten ist für Personen mit körperlicher Behinderung die Begutachtung dieses Heilplanes durch den Landesarzt, und nach Abschluß des Verfahrens die weitere Betreuung in Sprechtagen, durch Unterhaltung, Hilfsmittel und dergl., notwendig. Die vertrauensvolle Zusammenarbeit zwischen dem Gesundheitsamt und dem praktischen Arzt erleichtert dem letzteren seine therapeutische Aufgabe und wirkt der bei allen länger dauernden Erkrankungen vorhandenen Neigung des Patienten zu Arztwechsel und Kurpfuschertum entgegen. Bei allen Beziehungen zwischen Krankheit und sozialen Faktoren ist das Gesundheitsamt des praktischen Arztes und des Patienten „Freund und Helfer".

Auszug aus dem Bundessozialhilfegesetz (BSHG) vom 30.6.61

Allgemeines

§ 1

Inhalt und Aufgabe der Sozialhilfe

(1) Die Sozialhilfe umfaßt Hilfe zum Lebensunterhalt und Hilfe in besonderen Lebenslagen.

(2) Aufgabe der Sozialhilfe ist es, dem Empfänger der Hilfe die Führung eines Lebens zu ermöglichen, das der Würde des Menschen entspricht. Die Hilfe soll ihn soweit wie möglich befähigen, unabhängig von ihr zu leben; hierbei muß er nach seinen Kräften mitwirken.

§ 2

Nachrang der Sozialhilfe

(1) Sozialhilfe erhält nicht, wer sich selbst helfen kann oder wer die erforderliche Hilfe von anderen, besonders von Angehörigen oder von Trägern anderer Sozialleistungen, erhält.

§ 3

Sozialhilfe nach der Besonderheit des Einzelfalles

(1) Art, Form und Maß der Sozialhilfe richten sich nach der Besonderheit des Einzelfalles, vor allem nach der Person des Hilfeempfängers, der Art seines Bedarfs und den örtlichen Verhältnissen.

§ 4

Anspruch auf Sozialhilfe

(1) Auf Sozialhilfe besteht ein Anspruch, soweit dieses Gesetz bestimmt, daß die Hilfe zu gewähren ist. Der Anspruch *kann nicht übertragen, verpfändet oder gepfändet werden.*

(2) Über Form und Maß der Sozialhilfe ist nach pflichtmäßigem Ermessen zu entscheiden, soweit dieses Gesetz *das Ermessen nicht ausschließt.*

§ 8

Formen der Sozialhilfe

(1) Formen der Sozialhilfe sind persönliche Hilfe, Geldleistung und Sachleistung.

Hilfe zum Lebensunterhalt

§ 11

Personenkreis

(1) Hilfe zum Lebensunterhalt ist dem zu gewähren, der *seinen* notwendigen Lebensunterhalt nicht oder nicht ausreichend aus eigenen Kräften und Mitteln, vor allem aus seinem Einkommen und Vermögen beschaffen kann.

Hilfe in besonderen Lebenslagen

§ 27

Arten der Hilfe

(1) Die Hilfe in besonderen Lebenslagen umfaßt

1.) Hilfe zum Aufbau oder zur Sicherung der Lebensgrundlage,
2.) Ausbildungshilfe,
3.) vorbeugende Gesundheitshilfe,
4.) Krankenhilfe,
5.) Hilfe für werdende Mütter und Wöchnerinnen
6.) Eingliederungshilfe für Behinderte,
7.) Tuberkulosehilfe,
8.) Blindenhilfe,
9.) Hilfe zur Pflege,
10.) Hilfe zur *Weiterführung des Haushalts,*
11.) Hilfe für Gefährdete,
12.) Altenhilfe.

(2) Hilfe kann auch in anderen besonderen Lebenslagen gewährt werden, wenn sie den Einsatz öffentlicher Mittel rechtfertigen.

Vorbeugende Gesundheitshilfe

§ 36

(1) Personen, bei denen nach ärztlichem Urteil eine Erkrankung oder ein sonstiger Gesundheitsschaden einzutreten droht, soll vorbeugende Gesundheitshilfe gewährt werden. *Außerdem können zur Früherkennung von Krankheiten Vorsorgeuntersuchungen durchgeführt werden.*

(2) *Zu den Maßnahmen* der vorbeugenden Gesundheitshilfe *gehören* vor allem die nach ärztlichem Gutachten im Einzelfall erforderlichen Maßnahmen der Erholung, *besonders* für Kinder, Jugendliche und *alte Menschen sowie für Mütter* in geeigneten Müttergenesungsheimen.

Krankenhilfe

§ 37

(1) Kranken ist Krankenhilfe zu gewähren.

(2) Die Krankenhilfe umfaßt ärztliche und zahnärztliche Behandlung, Versorgung mit Arzneimitteln, Verbandmitteln und Zahnersatz, Krankenhausbehandlung sowie sonstige zur Genesung, zur Besserung oder zur Linderung der Krankheitsfolgen erforderliche Leistungen.

Hilfe für werdende Mütter und Wöchnerinnen

§ 38

(1) Werdenden Müttern und Wöchnerinnen ist Hilfe zu gewähren.

(2) Die Hilfe umfaßt Hebammenhilfe, *ärztliche Behandlung,* Versorgung mit Arznei- und Heilmitteln, *einen Entbindungskostenbeitrag und Stillgeld; die Leistungen sollen nach Maß und Form* in der Regel den Leistungen entsprechen, die nach den Vorschriften über die gesetzliche Krankenversicherung den Familienangehörigen eines Versicherten gewährt werden. ......

Eingliederungshilfe für Behinderte

§ 39

Personenkreis und Aufgabe

(1) Eingliederungshilfe ist zu gewähren

1.) Körperbehinderten oder von einer Körperbehinderung bedrohten Personen,

2.) Blinden, von Blindheit bedrohten oder nicht nur vorübergehend hochgradig sehschwachen Personen,

3.) Personen, die durch eine Beeinträchtigung der Hörfähigkeit nicht nur vorübergehend wesentlich behindert oder von einer solchen Behinderung bedroht sind,

4.) Personen, die durch eine Beeinträchtigung der Sprachfähigkeit nicht nur vorübergehend wesentlich behindert oder von einer solchen Behinderung bedroht sind,

5.) Personen, deren geistige Kräfte schwach entwickelt sind.

Körperbehinderte im Sinne des Satzes 1 Nr. 1 sind Personen, die in ihrer Bewegungsfähigkeit durch eine Beeinträchtigung ihres Stütz- oder Bewegungssystems *nicht nur vorübergehend* wesentlich behindert sind oder bei denen wesentliche Spaltbildungen des Gesichts oder des Rumpfes bestehen.

(2) Anderen Personen mit einer körperlichen, geistigen oder seelischen Behinderung kann Eingliederungshilfe gewährt werden.

(3) Aufgabe der Eingliederungshilfe ist es, eine drohende Behinderung zu verhüten oder eine vorhandene Behinderung oder deren Folgen zu beseitigen oder zu mildern *und dabei dem Behinderten die Teilnahme am Leben in der Gemeinschaft zu ermöglichen oder zu erleichtern.* Hierzu gehört vor allem, dem Behinderten die Ausübung eines angemessenen Berufes oder einer sonstigen angemessenen Tätigkeit zu ermöglichen oder ihn wenigstens unabhängig von der Pflege zu machen.

§ 40

Maßnahmen der Hilfe

(1) Maßnahmen der Eingliederungshilfe sind vor allem

1.) ambulante oder stationäre Behandlung oder sonstige ärztliche oder ärztlich verordnete Maßnahmen zur Verhütung, Beseitigung oder Milderung der Behinderung,

2.) Versorgung mit Körperersatzstücken sowie mit orthopädischen oder anderen Hilfsmitteln,

3.) Hilfe zu einer angemessenen Schulbildung, mindestens im Rahmen der allgemeinen Schulpflicht, falls erforderlich auch *darüber* hinaus; die Bestimmungen über die Ermöglichung der Schulbildung im Rahmen der allgemeinen Schulpflicht bleiben unberührt,

4.) Hilfe zur Ausbildung für einen angemessenen Beruf oder für eine sonstige angemessene Tätigkeit,

5.) Hilfe zur Fortbildung im früheren oder einem diesem verwandten Beruf oder zur Umschulung für einen angemessenen Beruf oder eine sonstige angemessene Tätigkeit; Hilfe kann auch zum Aufstieg im Berufsleben gewährt werden, wenn die Besonderheit des Einzelfalles dies rechtfertigt,

6.) Hilfe zur Erlangung eines geeigneten Platzes im Arbeitsleben,

7.) nachgehende Hilfe zur Sicherung der Wirksamkeit der ärztlichen oder ärztlich verordneten Maßnahmen und zur Sicherung der Eingliederung des Behinderten in das Arbeitsleben.

(2) Behinderten, bei denen wegen der Schwere ihrer Behinderung arbeits- und berufsfördernde Maßnahmen nach Abs. 1 nicht möglich sind, soll nach Möglichkeit Gelegenheit zur Ausübung einer der Behinderung entsprechenden Tätigkeit gegeben werden.

Tuberkulosehilfe

§ 48

Aufgabe und Umfang

(1) Aufgabe der Tuberkulosehilfe ist es, die Heilung Tuberkuloserkranker zu fördern und zu sichern, sowie die Umgebung der Kranken gegen die Übertragung der Tuberkulose zu schützen.

(2) Die Tuberkulosehilfe umfaßt

1.) Heilbehandlung,
2.) Hilfe zur Eingliederung in das Arbeitsleben,
3.) Hilfe zum Lebensunterhalt,
4.) Sonderleistungen,
5.) vorbeugende Hilfe.

(3) Wegen Tuberkulose wird Hilfe nach den §§ 36 und 37 nicht gewährt. Auf die Tuberkulosehilfe ist § 2 Abs. 2 Satz 2 nicht anzuwenden.

§ 63

Beteiligung des Gesundheitsamtes

(1) Tuberkulosehilfe kann bei dem Gesundheitsamt oder bei der Gemeinde, in welcher der Hilfesuchende sich tatsächlich aufhält, beantragt werden. Die Gemeinde leitet den Antrag unverzüglich an das Gesundheitsamt weiter. Das Gesundheitsamt leitet den Antrag mit seiner Stellungnahme unverzüglich dem Träger der Sozialhilfe zu.

(2) Wird kein Antrag nach Abs. 1 gestellt, kann das Gesundheitsamt Tuberkulosehilfe bei dem Träger der Sozialhilfe beantragen.

(3) Wird kein Antrag nach Abs. 1 oder Abs. 2 gestellt, hat der Träger der Sozialhilfe die von ihm beabsichtigten Maßnahmen im Benehmen mit dem Gesundheitsamt einzuleiten.

Blindenhilfe

§ 67

(1) Blinden, die das sechste Lebensjahr vollendet haben, ist zum Ausgleich der durch die Blindheit bedingten Mehraufwendungen Blindenhilfe zu gewähren, soweit sie keine gleichartigen Leistungen nach anderen Rechtsvorschriften erhalten. Dies gilt nicht für Blinde, welche die erforderliche Pflege in Anstalten oder Heimen in vollem Umfang erhalten.

(2) Die Blindenhilfe beträgt für Blinde nach Vollendung des achtzehnten Lebensjahres monatlich *zweihundert Deutsche Mark*, für Blinde, die das achtzehnte Lebensjahr noch nicht vollendet haben, monatlich *einhundert Deutsche Mark*.

(3) Ein Blinder, der sich weigert, eine ihm zumutbare Arbeit zu leisten, oder sich zu einem angemessenen Beruf oder zu einer sonstigen angemessenen Tätigkeit auszubilden, fortzubilden oder umschulen zu lassen, hat keinen Anspruch auf Blindenhilfe.

Hilfe zur Pflege

§ 68

Inhalt

(1) Personen, die *infolge Krankheit oder Behinderung* so hilflos sind, daß sie nicht ohne Wartung und Pflege bleiben können, ist Hilfe zur Pflege zu gewähren.

(2) Dem Pflegebedürftigen sollen auch die Hilfsmittel zur Verfügung gestellt werden, die zur Erleichterung seiner Beschwerden wirksam beitragen. Ferner sollen ihm nach Möglichkeit angemessene Bildung und Anregungen kultureller oder sonstiger Art vermittelt werden.

Sonderbestimmungen für Personen mit körperlicher Behinderung

§ 124
Einleitung ärztlicher Maßnahmen

(1) Für Personen,
1.) die in ihrer Bewegungsfähigkeit durch eine Beeinträchtigung ihres Stütz- oder Bewegungssystems *nicht nur vorübergehend* wesentlich behindert oder von einer solchen Behinderung bedroht sind,
2.) bei denen Spaltbildungen des Gesichts oder des Rumpfes bestehen,
3.) die blind oder von Blindheit bedroht sind,
4.) die durch eine Beeinträchtigung der Hörfähigkeit *nicht nur vorübergehend* wesentlich behindert sind, oder
5.) die durch eine Beeinträchtigung der Sprachfähigkeit *nicht nur vorübergehend* wesentlich behindert sind,
gelten die Absätze 2 bis 4.

(2) Ist der Behinderte oder von Behinderung Bedrohte geschäftsunfähig oder in der Geschäftsfähigkeit beschränkt, so haben Hebammen und andere Medizinalpersonen, Lehrer, Sozialarbeiter (Wohlfahrtspfleger), *Kindergärtnerinnen* und *Hortnerinnen*, die bei Ausübung ihres Berufes eine Behinderung oder eine drohende Behinderung nach Abs. 1 wahrnehmen, den Personensorgeberechtigten unter Hinweis auf seine Pflichten anzuhalten, den Behinderten oder von Behinderung Bedrohten einem Arzt vorzustellen. Lehnt der Personensorgeberechtigte dies ab, so haben die in Satz 1 genannten Personen das Gesundheitsamt zu benachrichtigen.

(3) Ärzte haben die Aufgabe,
1.) die in Abs. 1 genannten Personen über die Notwendigkeit oder Möglichkeit einer ärztlichen Behandlung aufzuklären,
2.) sie durch Aushändigung eines amtlichen Merkblattes über die gesetzlichen Hilfemöglichkeiten zu unterrichten.

(4) Ist der Behinderte oder von Behinderung Bedrohte geschäftsunfähig oder in der Geschäftsfähigkeit beschränkt, haben die Ärzte die Aufgaben nach Abs. 3 gegenüber dem Personensorgeberechtigten. Lehnt dieser es ab, den Behinderten oder von Behinderung Bedrohten einer notwendigen Behandlung zuzuführen, oder vernachlässigt er die Behandlung, haben die Ärzte auch ohne sein Einverständnis das Recht, das Gesundheitsamt zu benachrichtigen.

§ 125
Landesarzt

(1) In jedem Land ist mindestens ein Landesarzt zu bestellen, der über besondere Erfahrungen in der Hilfe für Personen mit körperlicher Behinderung verfügt.

(2) Dem Landesarzt obliegen vor allem folgende Aufgaben:
1.) Einrichtung von Sprechtagen
2.) Erstattung von Gutachten
3.) regelmäßige Unterrichtung der Landesbehörde.

§ 126
Aufgaben des Gesundheitsamtes

Dem Gesundheitsamt obliegen folgende Aufgaben:
1.) ärztliche Beratung von Personen mit körperlicher Behinderung oder drohender körperlicher Behinderung.

2.) Benachrichtigung des Trägers der Sozialhilfe oder des Trägers anderer Sozialleistungen zur Einleitung der erforderlichen Maßnahmen,
3.) Einleitung unaufschiebbarer ambulanter oder stationärer ärztlicher Maßnahmen im Benehmen mit dem Träger der Sozialhilfe ... und ... mit dem behandelnden Arzt,
4.) Führung einer Kartei der betreuten Personen zur wissenschaftlichen Auswertung.

IX. Das deutsche Gesundheitswesen

Das öffentliche Gesundheitswesen in Deutschland hat drei historische Wurzeln: Das Reich, die Länder und die Städte. Entsprechend der Entwicklung des alten Römischen Reiches gingen die ersten Anfänge von den Kaisern aus. Karl der Große begann um 800 mit der Schaffung einer Ärzteordnung und einer Apothekenordnung. Die späteren Kaiser haben diese Ordnungen weiterentwickelt, und seit dieser Zeit ist deshalb die Regelung der Heranbildung, Prüfung und Zulassung der Heilpersonen eine Aufgabe der Zentralgewalt, d. h. des alten Römischen Reiches, des Neuen Reiches seit 1870, der Weimarer Republik seit 1919 und der Bundesrepublik im Westen, wie auch der Deutschen Demokratischen Republik im Osten Deutschlands.

Zur Ordnung des Heilwesens kamen seit 1870 die Bekämpfung der Infektionskrankheiten, nachdem Robert Koch die wissenschaftlichen Grundlagen dafür geschaffen hatte. Außerdem begann damals die Sozialversicherung in Form der Krankenversicherung, der Invalidenversicherung. Diese Zuständigkeit ist so geblieben, nur während der Weimarer Republik war das ganze öffentliche Gesundheitswesen eine zentral geregelte Aufgabe.

Auch jetzt ist die Zuständigkeit des Bundes auf den Gesundheitsschutz und die Sozialversicherung beschränkt. Die Aufgaben des Gesundheitsschutzes erfordern ärztliches und technisches Wissen sowie Verwaltungserfahrung. Sie sind die Hauptaufgabe des Bundesministeriums für Gesundheitswesen. Dazu gehören also: die Ausbildung und Zulassung von Ärzten und Heilpersonen, die Maßnahmen gegen gemeingefährliche und übertragbare Krankheiten bei Menschen und Tieren, der Verkehr mit Arzneimitteln, Heil-, Betäubungsmitteln und Giften, der Schutz beim Verkehr mit Lebens- und Genußmitteln sowie Bedarfsgegenständen, die Reinhaltung von Wasser und Luft. Zum Bundesministerium für Arbeit gehört die Sozialversicherung. Im Bundesministerium des Innern verblieb die gesamte öffentliche Fürsorge, deren Zweig Gesundheitsfürsorge der Betreuung durch das Ministerium für Gesundheitswesen unterliegt.

Grundsätzlich hat der Bund nur die Legislative, nicht die Exekutive, d. h. er erläßt die Gesetze; die selbständige Durchführung ist den Ländern überlassen; nur in Fällen absoluten Versagens besteht nach bestimmten, sehr streng gehaltenen Vorschriften eine Möglichkeit des Einschreitens des Bundes gegenüber einem Land, das seine Pflichten nicht erfüllt hat.

Die Aufgaben der deutschen Länder auf dem Gebiete des Gesundheitswesens haben sich zur Zeit des Absolutismus und der Aufklärung entwickelt. Ein entscheidender Schritt war das Medizinaledikt des Großen Kurfürsten von Brandenburg von 1685. In ihm wurden Kreisärzte geschaffen und Medizinalkollegien der Regierungsbezirke, welchen die Aufsicht über die Ärzte und Heilpersonen oblag. Die Kreisärzte hatten vor allem die Aufgabe der Bekämpfung der ansteckenden Krankheiten. In jener Zeit begann man auch damit, Ortsbeschreibungen über die sanitären Verhältnisse in bestimmten Landschaften herzustellen. Eine entscheidende Weiterentwicklung trat unter dem Begriff der medizinischen Polizei nach der Französischen Revolution ein. Johann Peter Frank hat ein 10-bändiges Werk „Medizinische Polizey" geschrieben, das alle Grundsätze des öffentlichen Gesundheitswesens aufwies. Insbesondere ging es von rein polizeilichen Aufsichtsmaßnahmen ab und wandte sich der aktiven Gesundheitspflege und der Gesundheitserziehung zu. Auf seinen Gedanken fußt ein Gesundheitsgesetz von Franz Anton May, das dem badischen Großherzog vorgelegt wurde, aber durch die napoleonischen Kriege niemals zur Ausführung kam.

Der dritte Zweig der Gesundheitsverwaltung ist das Gesundheitswesen der Städte und Landkreise. Die historische Wurzel liegt auch hier im Mittelalter. Seit 1200 wurden Stadtärzte in den mittelalterlichen Städten eingerichtet, deren Hauptverpflichtung darin bestand, bei Auftreten von Seuchen nicht mit anderen Wohlhabenden den Ort zu verlassen, sondern zur Behandlung der Bevölkerung und auch zu Vorbeugungsmaßnahmen dazubleiben. Die Einrichtung von Stadtärzten wurde aufgrund eines Reichsedikts seit 1400 zur Pflicht.

Die Stadtärzte hatten auch die Aufsicht über die Hospitäler. Der Begriff kommt von hospes, d.h. Gast, bedeutet also ursprünglich „Gaststätte"; mit dem Beinamen „Zum heiligen Geist" wird die Bestimmung als Ort der christlichen Nächstenliebe angedeutet. Diese Einrichtungen, die sowohl die Quelle der kommunalen wie der caritativen Krankenhäuser sind, überdauerten die Jahrhunderte. Finanziert wurden sie von den Kommunen, aber die Pflegetätigkeit wurde ausgeübt von Orden, meist von Brüdern des Franziskanerordens oder der Kapuziner. Frauen traten erst mit der Gründung des Ordens der Vincentinerinnen in die Krankenpflege ein. Die meisten der Hospitäler „Zum heiligen Geist" waren Stiftungen. Viele waren so reich, daß ihr ganzer Betrieb mit Erträgnissen aus der Landwirtschaft bezahlt werden konnte, ein Beispiel dafür: das Juliusspital in Würzburg. Diese Stiftungen haben in der ersten Inflation große Not gelitten. Grundstücksverkäufe zum Zweck der Aufrechterhaltung des Betriebes führten zur völligen Verarmung. Die Gemeinden mußten notgedrungen den Haushalt dieser Häuser übernehmen und eigene gemeindliche Krankenhäuser schaffen. Die Gemeinden schufen auch in Fortführung privater Stiftungen eine systematische Säuglings- und Schulkinderfürsorge. Auch hier waren die zuerst vorhandenen erheblichen Stiftungsmittel, deren Quelle meist der erste „Margarethen-Sammeltag" vom Jahre 1911 war, durch die Inflation zerstört. So entstanden neben den staatlichen Kreisärzten die Gesundheitsämter der Gemeindeverwaltungen, meist in den großen Städten, aber auch in einzelnen Landkreisen, insbesondere im Industriegebiet.

Diese Spaltung zwischen den Aufgaben des staatlichen Kreisarztes und den kommunalen Gesundheitsämtern wurde auf die Dauer unerfreulich. Der Kreisarzt hatte nur sein Gehalt und erhebliche Nebeneinnahmen aus Gebühren. Für sein Büro zahlte ihm der Staat eine Jahresbeihilfe von 120.— Mark. Also stellten in den Städten die Stadtverwaltungen die Krankenschwestern, welche für die Überwachung der Infektionskrankheiten notwendig waren, ebenso wie die Desinfektoren, aber die Befehlsgewalt blieb allein bei dem staatlichen Kreisarzt. Säuglingsfürsorge und Schulgesundheitswesen waren zwar in der Dienstanweisung für die Kreisärzte erwähnt, durchführen konnte dies aber keiner, ohne daß er besondere Mittel hatte. Besonders auf dem Land gab es einige Kreisärzte, die die Initiative ergriffen und ihre Kreise davon überzeugten, daß sie Mittel für die Schulgesundheitspflege und für die Kinderfürsorge im Ganzen brauchen, aber das waren alles nur sporadische Regelungen. Es wurde deshalb schon vor der Machtergreifung durch den Nationalsozialismus ein Gesetz entworfen über die Zusammenlegung dieser Befugnisse in ein Gesundheitsamt, das sowohl die staatlichen als auch die kommunalen Aufgaben der Gesundheitsfürsorge erfüllen sollte. Dies geschah dann im Jahr 1934. Die inzwischen erfolgte „Machtübernahme" hatte zur Folge, daß die zwiespältige Frage, ob nun der Staat oder die Kommune Träger sein sollte, von vornherein zu Gunsten des Staates entschieden wurde. Außerdem wurden einige Aufgaben hinzugefügt, die ganz aus dem nationalsozialistischen Gedankengut stammten.

Das Gesetz über die Vereinheitlichung des Gesundheitswesens vom 3. Juli 1964 machte die Gesundheitsämter zu selbständigen staatlichen Behörden in allen Stadt- und Landkreisen. Ihr Leiter ist der staatliche Amtsarzt, dem die Gesundheitspolizei — besser Gesundheitsschutz — einschließlich der Seuchenbekämpfung, die Gesundheitsfürsorge für das Entwicklungsalter und für durch Krankheit oder Leiden behinderte Personen, und die staatliche Gutachtertätigkeit übertragen wurde.

Diese Ämter waren bis 1945 *staatlich*, jetzt sind sie in Bayern, Baden, Württemberg, Saarland, Niedersachsen, Rheinland-Pfalz *staatlich*.

In Hessen, Nordrhein-Westfalen, Schleswig-Holstein sind sie *kommunal*, d. h. selbständige Einrichtungen der Stadt- und Landkreise. Die sogenannten Stadtstaaten Berlin, Hamburg, Bremen haben glücklicherweise ein einheitliches Gesundheitswesen.

Über die Zweckmäßigkeit der einen oder der anderen Regelung ist viel debattiert worden. Es verteilen sich Vorzüge und Nachteile wie folgt:

Staatliche Ämter

Vorzüge:
Gleichmäßige Entwicklung im ganzen Land durch einheitliche Finanzierung. Selbständigkeit des Amtsarztes, straffe Medizinalpolizei.

Nachteile:
Begrenzte Mittel. Mangelhafter Kontakt mit der Ortsbehörde. Keine Mitarbeit der Bürgerschaft.

Kommunale Ämter

Vorzüge:
Unmittelbares Interesse der Bürgerschaft. Größere Mittel in nicht ganz armen Gemeinden. Mitwirkung des Arztes in allen Fragen der Kommunalpolitik.

Nachteile:
Abhängigkeit des Amtsarztes von der Bewilligung der örtlichen Behörden. Gefährdung der Unabhängigkeit des Amtsarztes bei Seuchenbekämpfung und Begutachtung.

Leider fehlt im deutschen Gesetz eine Festlegung der Mindestleistungen der Gesundheitsfürsorge und der Kostenträger dafür. Zur Zeit ist die durchschnittliche Besetzung eines Gesundheitsamtes für 100000 Einwohner:

1 Amtsarzt, 1 stellvertretender Amtsarzt, 2 Hilfsärzte und einige nur teilweise mitarbeitende Ärzte, 10 Fürsorgerinen, die aber auch für das Sozialamt arbeiten, 1 Technische Assistentin, 1 Bürovorsteher und Büropersonal, 2 Gesundheitsaufseher.

Es hat sich gezeigt, daß zur Erfüllung aller dieser Aufgaben, die vor allem in der 3. Durchführungsverordnung niedergelegt sind, eine solche Personalbesetzung viel zu dünn ist. Der schwere Fehler, daß Mindestleistungen für die Gesundheitsämter nicht festgelegt wurden, schien entschuldbar, solange sie alle staatlich waren und man annehmen mußte, daß der Staat durch eine entsprechende Etatgestaltung die Ämter mit den nötigen Mitteln ausrüsten würde. Aber schon im Jahre 1936 begann bekanntlich die Rüstung, und damit war ein völliger Stop auf allen Gesundheitsgebieten eingetreten. Die Ämter haben in unzureichender Besetzung den Krieg überdauert und standen dann vor den großen Aufgaben des Seuchenschutzes und des Wiederaufbaues der sanitären Einrichtungen. Sie waren außerdem zu riesig angeschwollenen Gutachterstellen für jeglichen Wunsch der Bevölkerung bis herunter zum Hausschuh geworden, sodaß eine nicht erfreuliche Verschiebung des Schwergewichtes der Arbeit eintrat. Es wäre höchste Zeit, daß die Tätigkeit der Gesundheitsämter durch ein neues Gesetz in ihrem Umfange genau begrenzt und vorgeschrieben würde. Immerhin kann man darauf hinweisen, daß das kleine Finnland im Jahre 1944, also noch während des Krieges, ein solches Gesetz geschaffen hat, das z.B. die Anstellung einer Fürsorgerin für 4000 Einwohner zur Pflicht macht. Frankreich hat unmittelbar nach Kriegsende in gesetzgebenden Verordnungen sowohl den Umfang der Schwangeren-Beratung als auch der Säuglings- und Kleinkinder-Fürsorge sowie der Schulkinder-Fürsorge festgelegt. Es hat dabei die dreimalige Untersuchung der schwangeren Frau und jährliche Untersuchung aller Schulkinder als gesetzliche Aufgabe bezeichnet und dabei unter einem großen Kostenaufwand einen bisher nicht bestehenden schulärztlichen Apparat neu geschaffen.

Wir bedürfen also eines Gesundheitsfürsorgegesetzes, das folgende Standardleistungen festlegt:

Schwangerenberatung — jede Frau 4 Untersuchungen durch fachkundigen Arzt, sozialhygienische Betreuung durch Schwangerenberatungsstelle.

Säuglinge — Hausbesuch nach der Geburt. Beratungsmöglichkeiten alle Monate.

Kleinkinder — jährliche Untersuchung.

Schulkinder — alle 3 Jahre gründliche Reihenuntersuchung, laufende Überwachung der dürftigen, kränklichen und schwierigen Kinder, ärztliche Berufsberatung im letzten Schuljahr.

Berufsschüler — im 2. und 3. Berufsschuljahr.

Tuberkulosefürsorge — Röntgenkataster der Gesamtbevölkerung alle 3 Jahre. Für Behandlung siehe Bundessozialhilfegesetz

Körperbehinderte – im Sozialhilfegesetz geregelt

Ortshygiene — alle 3 Jahre Kontrolle aller Brunnen und Abwässer. Jährliche Kontrolle der Krankenhäuser, Schulen, Bäder usw.

Lebensmittelüberwachung — 3-monatige Kontrolle jedes Lebensmittelladens, dazwischen Stichproben.

Gesundheitserziehung — Mitwirkung des Arztes bei der Schulerziehung, besonders der höheren Schulen.

Der große Arbeitskreis hat den Amtsarzt mit einer Fülle von Aufgaben belastet. Er bedarf deshalb einer besonderen Ausbildung. Diese Ausbildung wird an den staatsmedizinischen Akademien durchgeführt; sie beträgt z. Zt. 5 Monate eines theoretischen Kurses, daran anschließend praktische Tätigkeit in verschiedenen Gesundheitsämtern, Erstellung von drei schriftlichen Arbeiten aus dem Gebiet der Hygiene, der Gesundheitsfürsorge und der Begutachtung. Voraussetzung für die Zulassung zur Amtsarztausbildung ist die mindestens 3-jährige ärztliche Tätigkeit nach der Approbation, davon 3 Monate in einer psychiatrischen Klinik und 3 Monate in einem Gesundheitsamt.

Nach dieser langen Ausbildung wird die Besoldung eines Regierungsrates gewährt, allerdings kommt dazu für den leitenden Amtsarzt in den meisten Stellen eine nicht unerhebliche Summe von Nebeneinnahmen. Wünschenswert wäre eine generelle gleichmäßige Regelung, welche der verzögerten Ausbildung des Arztes in ähnlicher Weise wie bei der besonderen Richterbesoldung Rechnung trägt. Die Nebentätigkeit als Gutachter bildet nur ein Hemmnis für die Erfüllung der tatsächlichen Aufgaben, und schafft eine Ungleichheit in der Besoldung der einzelnen Ärzte des Gesundheitsdienstes, welche für die Gewinnung eines ausreichenden und qualifizierten Nachwuchses schädlich ist.

Bei der Ausdehnung der Aufgaben des Gesundheitswesens bildet sich an den Ämtern mehr und mehr eine Trennung der eigentlichen kreisärztlichen Sparte früherer Zeit, d. h. der Gesundheitspolizei und der Ortshygiene einerseits und der Gesundheitsfürsorge andererseits, heraus. Besondere fachliche Kenntnisse für die Gesundheitsfürsorge sind notwendig. Sie werden in größeren Kreisen schon verlangt, auf dem Lande allerdings wird der Fürsorgearzt nach wie vor

Säuglingsfürsorge, Schulkinderfürsorge und Tuberkulosefürsorge aus eigenem Wissen betreiben müssen.

Es ist allgemein anerkannt, daß diese Schönheitsfehler des an sich guten Gesetzes durch eine Novelle geändert werden müssen. Aber über die Frage der Zuständigkeit konnte zwischen Bund und Ländern bisher eine Einigung nicht erzielt werden. So bleibt nach der Abgrenzung des Grundgesetzes zunächst nur der Weg, wenigstens das ungeheure Leistungsgefälle in Deutschland durch ein Fürsorgegesetz, das Umfang und Maß der Leistungen festlegt, aufzuheben. Zwischen den hochorganisierten Städten, den ihnen gleichstehenden Landkreisen der Industriebezirke und den kleinen Landkreisen mit einem einzigen Arzt als Leiter des Amtes und als Ausführendem sämtlicher Aufgaben besteht eine Kluft, die aufgefüllt werden muß. Diese sogenannten „Ein-Mann"-Ämter müssen verschwinden.

Der Rückstand Deutschlands auf diesem Gebiet der Gesundheitsfürsorge gegenüber den umgebenden Staaten ist leider unverkennbar. Es läßt sich kaum bestreiten, daß der relativ hohe Stand der Säuglingssterblichkeit und die höchst mangelhaften Ergebnisse der Gesundheitserziehung unseres Volkes damit zusammenhängen.

„Gesetz über die Vereinheitlichung des Gesundheitswesens" vom 3. Juli 1934

RGBl. I, S. 531

(Auszug)

§ 1. In Stadt- und Landkreisen sind Gesundheitsämter einzurichten.
§ 2. Leiter „staatlicher Amtsarzt".
§ 3. Aufgaben:

I Die Durchführung der *ärztlichen* Aufgaben:
a) der Gesundheitspolizei
b) die Erb- und Rassenpflege einschl. Eheberatung
c) der gesundheitlichen Volksbelehrung
d) der Schulgesundheitspflege
e) der Mütter- und Kinderberatung
f) der Fürsorge für Tuberkulöse, Geschlechtskranke, körperlich Behinderte, Sieche und Süchtige.

II Ärztliche Mitwirkung bei Maßnahmen zur Förderung der Körperpflege und Leibesübungen.

III Die amts-, gerichts- und vertrauensärztliche Tätigkeit.

Verordnungen

1. Durchführungsverordnung zum Gesetz über die Vereinheitlichung des Gesundheitswesens *vom 6. Februar 1935* (RGBl. I. S. 177)

§ 4 (1) Das Gesetz überträgt im § 3 Abs. 1 No. I den Gesundheitsämtern die ärztlichen Aufgaben auf den dort bezeichneten Gebieten. Den Gesundheitsämtern liegt danach nur die ärztliche Feststellung und Begutachtung ob, wie etwaige gesundheitliche Gefahren oder Mißstände zu beheben oder sonst Maßnahmen zur Förderung der Volksgesundheit zu treffen sind. Die Durchführung der von ihnen vorgeschlagenen Maßnahmen verbleibt denjenigen Stellen, die bisher dazu verpflichtet waren oder sie freiwillig übernommen hatten.

Danach ist insbesondere die wirtschaftliche Fürsorge keine Aufgabe der Gesundheitsämter. Diese haben aber die ärztlichen Maßnahmen bei der nachgehenden gesundheitlichen Fürsorge im Rahmen der Familienfürsorge durchzuführen.

2. Durchführungsverordnung vom 22. Februar 1935 (RGBl. I, S. 215)

Der Aufbau der Gesundheitsämter und ihr Dienstverkehr wird geregelt.

3. Durchführungsverordnung vom 30. März 1935, (RMBl. I, S. 327)

Diese Verordnung bringt den genauen Katalog der Aufgaben des Gesundheitsamtes, der nachstehend mit den Überschriften und den wichtigsten §§ wiedergegeben wird.

Abschnitt I	Medizinalpersonen
Abschnitt II	Apothekenwesen
Abschnitt III	Überwachung des Verkehrs mit Arznei- und Geheimmitteln
Abschnitt IV	Hebammenwesen
Abschnitt V	Sonstiges ärztliches Hilfspersonal
Abschnitt VI	§ 23: Ortsbesichtigungen
Abschnitt VII	Wohnungshygiene
	§ 24: Reinhaltung von Boden und Luft

Abschnitt VIII Wasserversorgung, Beseitigung der flüssigen und festen Abfallstoffe, öffentliche Wasserläufe

Abschnitt IX Verkehr mit Lebensmitteln und Bedarfsgegenständen

Abschnitt X Verhütung und Bekämpfung übertragbarer Krankheiten

§ 35 (s. RSG §§ 6–10 und Ver. b. B. ü. Krh. vom 1. 12. 1938) Verhalten im Allgemeinen:

1. Das Gesundheitsamt hat das Auftreten und den Verlauf der übertragbaren Krankheiten zu verfolgen und schon bei drohender Annäherung die gegen ihr Eindringen geeigneten Maßnahmen in Anregung zu bringen.

2. Der Amtsarzt hat die Beachtung der *Anzeigepflicht* zu sichern, Säumige an ihre Pflicht zu erinnern und im Wiederholungsfalle zur gesetzlichen Bestrafung zu bringen.

3. Er hat, sobald er von dem Ausbruch einer übertragbaren Krankheit Kenntnis erhält, unverzüglich an Ort und Stelle die erforderlichen *Ermittlungen* vorzunehmen oder durch einen beamteten Arzt des Gesundheitsamtes zu veranlassen.

4. Die Vorschrift zu Abs. 3 findet Anwendung:

a) Beim *Ausbruch oder Verdacht* des Ausbruches von Aussatz (Lepra), Cholera (asiatischer), Fleckfieber (Flecktyphus), Gelbfieber, Kindbettfieber (Wochenbett-, Puerperalfieber), auch fieberhafter Fehlgeburt (septischem Abort), Pest, Pocken, Typhus (Unterleibstyphus), Paratyphus und Papageienkrankheit (Psittakosis) in einer Ortschaft;

b) Beim *Ausbruch* von Gehirnentzündungen (epidemischer), übertragbarer Genickstarre, Kinderlähmung (epidemischer), Rückfallfieber (febris rucurrens), übertragbarer Ruhr (Dysenterie), Milzbrand, Rotz, Tollwut (Lyssa), bakterieller Lebensmittelvergiftung, Trichinose, sowie in jedem Falle einer Bißverletzung durch ein tolles oder der Tollwut verdächtiges Tier.

Abschnitt XI Schutzpockenimpfung

Abschnitt XII Gewerbehygiene

Abschnitt XIII Krankenanstalten usw.

§ 47 Beaufsichtigung der Kranken- usw. Anstalten

(1) Die nicht staatlichen Anstalten zur Behandlung oder Pflege von Kranken, Siechen oder Krüppeln, sowie die Einrichtungen zur ersten Hilfe hat das Gesundheitsamt in gesundheitspolizeilicher Hinsicht zu überwachen. Der Amtsarzt hat diese Anstalten mindestens jährlich einmal, abwechselnd im Sommer und Winter, unter Zuziehung des leitenden Arztes und eines Vertreters der Krankenhausverwaltung (Vorstandes, Kuratoriums usw.) eingehend zu besichtigen. Der Arzt und die Krankenhausverwaltung sind erst kurz vor der Besichtigung zu benachrichtigen.

Abschnitt XIV Gesundheitliche Volksbelehrung

Abschnitt XV Schulhygiene

§ 55 Gesundheitliche Beaufsichtigung der Schulen (auch Waisenhäuser, Kindergärten und ähnlicher Einrichtungen);

§ 57 Verhütung der Verbreitung übertragbarer Krankheiten durch die Schulen und in den Schulen;

§ 58 Schulgesundheitspflege;

(1) Der Amtsarzt hat darüber zu wachen, daß der schulärztliche Dienst einschließlich der Schulzahnpflege einwandfrei durchgeführt wird. Schulärzte unterstehen der Dienstaufsicht des Amtsarztes. Dieser soll sich am schulärztlichen Dienst beteiligen, sofern es seine übrigen Amtsgeschäfte zulassen.

(2) Zum schulärztlichen Dienst gehören:

a) Reihenuntersuchungen, insbesondere bei der Einschulung und bei der Entlassung; Anlegung einer Kartei;
b) Besondere Überwachung der Schüler, deren Gesundheitszustand eine fortlaufende Kontrolle erforderlich macht;
c) schulärztliche Sprechstunden für Eltern, Schüler und Lehrer;
d) Herbeiführung gesundheitsfürsorgerischer Maßnahmen für die Schüler;
e) Beratung und Belehrung der Lehrer in Fragen der Gesundheitspflege;
f) Mitarbeit bei der Bekämpfung übertragbarer Krankheiten in den Schulen.

Abschnitt XVI Bekämpfung des Geburtenrückganges: Mütterberatung, Säuglings- und Kleinkinderfürsorge;

Abschnitt XVII § 62 Überwachung der Prostituierten
§ 63 Krüppelfürsorge
§ 64 Alkohol- und Rauschgiftbekämpfung
§ 66 Ärztliche Mitwirkung bei Maßnahmen zur Förderung der Körperpflege und Leibesübungen

Abschnitt XVIII § 67 Rettungs- und Krankenbeförderungswesen
§ 68 Luftschutz

Abschnitt XIX § 69 Öffentliches Badewesen

Abschnitt XX Heilquellen, Kurorte

Abschnitt XXI Leichenwesen, Erd- und Feuerbestattung.

Abschnitt XXII Geschäftsführung

Schrifttum zum genaueren Studium

Kompendium der Gesundheitsfürsorge
Einführung in die Lehre ihrer Prinzipien, Funktionen und Institutionen
von Professor Dr. E. Schröder, Berlin
Stuttgart, 1959

Das öffentliche Gesundheitswesen
Band IV: Gesundheitsfürsorge
(Herausgegeben von W. Hagen und E. Schröder)
2 Bände. Stuttgart, 1962

Wachstum und Entwicklung von Schulkindern im Bild
von Prof. Dr. W. Hagen und Mitarbeitern
München 1964